Cannabis – Rezepte

In der Küche

„Grüne Küche: Kochen mit Cannabis –

Genuss, Gesundheit &

eine Prise Lachen"

70 Rezepte

Autor: Mary Jane Koch

Vorwort: Eine Reise in die Welt des köstlichen
Cannabiskochens   7

Grundwissen und Grundrezepte   9

  Decarboxylierung   9

    Rezept: Cannabisbutter – Das grüne Gold für deine Küche!   10

    Rezept: Cannabisöl – Dein grünes Elixier für die Küche   12

Suppen-Rezepte   16

1. Grüne Kraftsuppe mit Brokkoli und Spinat   16
2. Tomatensuppe „Rote Wonne"   17
3. Süßkartoffel-Ingwer-Suppe „Samtige Umarmung"   18
4. Karotten-Orangen-Suppe „Sonnenschein im Topf"   20
5. Pilzcremesuppe „Waldspaziergang Deluxe"   21
6. Cremige Blumenkohlsuppe „Wolke 7"   22
7. Kürbis-Curry-Suppe „Herbstliebe"   24
8. Linsensuppe „Omas Geheimwaffe"   25
9. Kartoffel-Lauch-Suppe „Die Rustikale"   26
10. Minestrone „Italienisches Lebensgefühl"   27
11. Kichererbsen-Suppe „Orientalischer Genuss"   28
12. Zucchini-Basilikum-Suppe „Grüne Leichtigkeit"   30
13. Thai-Kokos-Suppe „Exotischer Traum"   31

Salat-Rezepte   32

1. Mediterraner Quinoa-Salat „Sonne im Glas"   32
2. Avocado-Mango-Salat „Tropische Freude"   33
3. Caesar-Salat „Klassiker mit Twist"   34

4. Rote-Bete-Salat „Herzblut" 35

5. Griechischer Bauernsalat „Urlaubsgefühle" 36

6. Couscous-Salat „1001 Nacht" 37

7. Fenchel-Orangen-Salat „Frischekick" 38

8. Taboulé „Libanesischer Klassiker" 39

9. Nudelsalat „Sommerhit" 40

10. Brokkoli-Cranberry-Salat „Gesunder Knusper" 41

11. Asia-Gurkensalat „Wok Around the Clock" 42

12. Spinatsalat „Power auf dem Teller" 43

Vegetarische Hauptspeisen 45

1. Kichererbsen-Curry „Exotischer Seelenwärmer" 45

2. Auberginen-Lasagne „Mamma Mia!" 46

3. Blumenkohl-Steak „Power auf dem Teller" 47

4. Spaghetti Aglio e Olio „Pasta Perfetto" 48

5. Gemüselasagne „Bunt und Gesund" 49

6. Linsen-Dal „Indischer Genuss" 50

7. Ratatouille „Provenzalischer Genuss" 51

8. Spinat-Ricotta-Knödel „Omas Geheimrezept" 52

9. Zucchini-Nudeln „Low Carb Love" 53

10. Veggie-Burger „Fleischlos glücklich" 54

11. Pilz-Risotto „Waldgeflüster" 55

12. Kürbis-Gnocchi „Herbstliche Glückseligkeit" 56

13. Shakshuka „Orientaler Genuss" 57

Hauptspeisen mit Fisch 59

1. Lachs mit Zitronen-Kräuterbutter „Fisch der Freude" 59
2. Thunfisch-Steak mit Sesamkruste „Asia-Kick" 60
3. Kabeljau in Senf-Dill-Sauce „Nordischer Klassiker" 61
4. Garnelen-Pasta „Deluxe" 62
5. Gebratener Heilbutt mit Tomaten-Oliven-Salsa „Mittelmeertraum" 63
6. Seelachs auf Kartoffelkruste „Knuspervergnügen" 64
7. Zitronen-Knoblauch-Scholle „Leicht und lecker" 65
8. Paella mit Meeresfrüchten „Spanischer Sommer" 66
9. Lachs-Spinat-Quiche „Cremig und knusprig" 67
10. Schwertfisch mit Mango-Avocado-Salsa „Fruchtiger Genuss" 68
11. Forelle Müllerin „Klassisch gut" 69
12. Fisch-Tacos „Fiesta auf dem Teller" 70

Hauptspeisen mit Fleisch 72

1. Hähnchenbrust in Zitronen-Kräuter-Sauce „Sommer auf dem Teller" 72
2. Rindergulasch „Omas Klassiker" 73
3. Hähnchen-Tikka-Masala „Indische Gaumenfreude" 74
4. Wiener Schnitzel „Der Klassiker" 76
5. Chili con Carne „Feuriger Genuss" 77
6. Hähnchen-Cordon-Bleu „Gefüllter Genuss" 78
7. Rindersteak mit Pfeffersauce „Der Klassiker" 79
8. Schweinefilet mit Pilzrahmsauce „Herbstlicher Genuss" 80

9. Enchiladas mit Hackfleisch „Mexikanische Fiesta" 81

10. Lammkoteletts mit Kräuterkruste „Edler Genuss" 82

11. Rinderrouladen „Hausmannskost deluxe" 83

12. Hähnchenschenkel mit Honig-Senf-Marinade „Knuspertraum" 84

13. Schweinebraten mit Biersauce „Rustikaler Genuss" 85

Dessert-Rezepte 87

1. Schokoladen-Mousse „Himmlische Wolken" 87

2. Crème Brûlée „Knuspertraum" 88

3. Tiramisu „Italienische Verführung" 89

4. Apfelstrudel „Omas Klassiker" 90

5. Panna Cotta mit Beerenkompott „Italienischer Genuss" 91

6. Brownies „Schoko-Traum" 92

7. Tarte Tatin „Französischer Apfeltraum" 93

8. Bananenbrot „Fruchtig und saftig" 94

9. Cheesecake „American Dream" 95

10. Schoko-Lava-Küchlein „Schmelzendes Glück" 96

11. Zimtrollen „Kuschelige Süße" 97

12. Poffertjes „Holländische Mini-Pfannkuchen" 98

Schlusswort: Der krönende Abschluss deiner Cannabis-Kulinarik-Reise 99

Quellen 102

Wie haben Ihnen die bereitgestellten Informationen gefallen? 104

Rechtliches

Disclaimer Der vorliegende Ratgeber bzw. Kochbuch wurde mit größter Sorgfalt und bestem Wissen erstellt, basierend auf intensiven Recherchen. Trotzdem möchten wir darauf hinweisen, dass wir keine Gewähr für die absolute Korrektheit, Ausführlichkeit und Vollständigkeit der enthaltenen Informationen übernehmen können. Der Herausgeber übernimmt keinerlei Haftung für etwaige nachteilige Auswirkungen, die direkt oder indirekt mit den in diesem Ratgeber präsentierten Informationen in Verbindung stehen könnten. Unsere Absicht ist es, Ihnen hilfreiche und praxisnahe Ratschläge zu bieten, dennoch empfehlen wir, die Informationen nach eigenem Ermessen zu prüfen und gegebenenfalls professionellen Rat einzuholen. Wir danken Ihnen für Ihr Verständnis.

Vorwort: Eine Reise in die Welt des köstlichen Cannabiskochens

Willkommen in der wunderbaren, würzigen und überraschend lustigen Welt des Cannabis-Kochens! Bevor du dich in die köstlichen und heilsamen Rezepte stürzt, lass uns kurz über die Grundlagen sprechen – vor allem über Sicherheit und die beeindruckenden Vorteile, die Cannabis für Körper und Geist bieten kann.

Sicherheit zuerst!

Beim Kochen mit Cannabis ist Sicherheit das A und O. Dieses grüne Wunderkraut kann zwar wahre Wunder bewirken, aber es ist wichtig, die richtige Dosierung zu kennen und respektvoll mit dieser Zutat umzugehen. Beginne immer mit kleinen Mengen und steigere sie nur nach und nach, um die richtige Wirkung zu erzielen. Denk dran: Der Unterschied zwischen einem entspannten Abend und einer abenteuerlichen Reise durch den eigenen Couch-Kosmos liegt oft nur in einem Gramm!

Wie kann Cannabis helfen?

Nun, Cannabis ist nicht nur für gemütliche Abende mit der Lieblingsserie da. Es hat eine ganze Reihe von gesundheitlichen Vorteilen, die bei verschiedenen Krankheiten und Beschwerden eingesetzt werden können. Zum Beispiel:

- **Chronische Schmerzen?** Cannabis kann helfen, indem es die Schmerzwahrnehmung mildert und Muskelverspannungen löst – fast wie ein warmes Bad, nur ohne Wasser und mit einem Hauch von Lachen.

- **Schlaflosigkeit?** Ein gut dosierter Cannabis-Snack am Abend könnte dich sanft ins Traumland begleiten – wer braucht schon Schäfchenzählen, wenn man stattdessen fluffige Brownies hat?
- **Stress und Angst?** Cannabis kann wie ein treuer Freund wirken, der einem sanft über den Rücken streicht und flüstert: „Alles wird gut."
- **Appetitlosigkeit?** Wenn nichts so recht schmecken will, kann Cannabis den Appetit wieder ankurbeln und dafür sorgen, dass der Kühlschrank plötzlich wie eine Schatztruhe wirkt.

Gesundheitliche Vorteile von Cannabis

Abgesehen von der Linderung spezifischer Beschwerden hat Cannabis viele gesundheitsfördernde Eigenschaften. Es ist reich an Antioxidantien, die unseren Körper dabei unterstützen, gegen freie Radikale zu kämpfen. Außerdem ist es ein natürlicher Entzündungshemmer – ein wahrer Superheld in der Küche, der nicht nur für Geschmack sorgt, sondern auch für Wohlbefinden. Und wer könnte „Nein" zu einer Zutat sagen, die sowohl die Nerven beruhigt als auch das allgemeine Wohlgefühl steigert? Das ist wie eine Umarmung, die man essen kann!

Und was erwartet dich hier?

In diesem Buch findest du nicht nur Rezepte – du findest kulinarische Abenteuer! Jedes Gericht bringt nicht nur Geschmack auf den Teller, sondern auch den besonderen Touch von Cannabis, der deinem Alltag das gewisse Extra verleiht. Ob du nun Schmerzen lindern, Stress abbauen oder einfach mal experimentieren möchtest – hier bist du richtig. Mach dich bereit, zu lachen, zu genießen und das Leben ein kleines bisschen grüner zu machen. Und vergiss nicht: Der wichtigste Küchenhelfer ist immer noch der Spaß am Kochen – gepaart mit einer Prise Neugier und einem großen Löffel guter Laune.

Also: Kochlöffel gezückt, Schürze umgebunden und los geht's in die köstliche Welt des Cannabiskochens. Wer weiß, vielleicht wartest du am Ende nicht nur mit einem vollen Magen, sondern auch mit einem breiten Grinsen auf das Dessert.

Grundwissen und Grundrezepte

Decarboxylierung

Also, "Decarboxylierung" klingt wie ein Begriff, der direkt aus einem Chemie-Labor stammt – und ehrlich gesagt, das tut er auch! Aber keine Sorge, du brauchst dafür keinen weißen Kittel oder ein Mikroskop. Die Decarboxylierung ist der geheime Zaubertrick, um das volle Potenzial deines Cannabis freizusetzen. Kurz gesagt: Ohne diesen Schritt bleibt dein Cannabis nur ein normaler Kräuterstreuer – und das wollen wir ja nicht!

In Cannabis gibt es Verbindungen, die erst durch Hitze ihre magische Wirkung entfalten. In ihrer natürlichen Form sind die Cannabinoide, wie z.B. THC und CBD, noch inaktiv und verstecken sich in Molekülen mit dem schönen Namen THCA und CBDA. Diese „A"s stehen nicht für „Abenteuer", sondern für „Säuren", und genau diese Säuren müssen durch Erhitzen entfernt werden – also „decarboxyliert" werden.

Stell dir vor, das Cannabis sitzt faul auf der Couch, und die Decarboxylierung ist wie ein Energieschub, der es wachrüttelt und bereit macht, seine volle Wirkung zu entfalten. Dazu wird das fein zerkleinerte Cannabis einfach bei niedriger

Temperatur (ca. 115 °C) im Ofen „geröstet" – ungefähr so, als würdest du gemütlich Brot toasten, nur eben mit einer extra Prise guter Laune. Nach 30-40 Minuten ist dein Cannabis dann bereit, seine Kräfte in deinem Rezept zu entfalten.

Ohne die Decarboxylierung wäre dein Cannabis wie ein überteuertes Gewürz – es sieht gut aus, riecht vielleicht nett, aber bringt dir am Ende nicht den gewünschten Effekt. Also, vergiss diesen Schritt auf keinen Fall, wenn du das volle Potenzial deiner grünen Kräuter ausschöpfen möchtest.

Rezept: Cannabisbutter – Das grüne Gold für deine Küche!

Zutaten (für ca. 20 Portionen):

- 500 g Butter (ungesalzen)
- 10 g Cannabis (decarboxyliert, nach Bedarf fein zerkleinert)
- 500 ml Wasser

Zubereitungszeit:

4 Stunden (inklusive Köchelzeit)

Schwierigkeitsgrad:

Mittel

Nährwertangaben pro Portion (20 Portionen):

Kalorien: 90 kcal, Fett: 10 g, Kohlenhydrate: 0 g, Eiweiß: 0 g

Anleitung:

Willkommen im Herzen der Cannabis-Kulinarik: Hier lernst du, wie du dein eigenes grünes Gold – die legendäre Cannabisbutter – herstellst! Sei bereit, denn diese Butter bringt nicht nur deine Rezepte auf das nächste Level, sondern sorgt auch für die extra Portion Entspannung. Los geht's!

Zuerst müssen wir das Cannabis aktivieren, damit es seine volle Wirkung entfalten kann – das nennt man „Decarboxylierung". Klingt kompliziert? Keine Sorge, das ist einfacher als es klingt! Verteile das Cannabis auf einem Backblech und erhitze es im vorgeheizten Ofen bei 115 °C für etwa 30-40 Minuten. Das aktiviert die Cannabinoide, sodass sie später in der Butter ihre Magie entfalten können. Bonus: Dein Haus wird einen Duft verströmen, den selbst die Nachbarn lieben könnten!

Während das Cannabis im Ofen gemütlich vor sich hin toastet, schnapp dir einen Topf und bring das Wasser zum Kochen. Keine Angst, das Wasser dient hier nur als Puffer – wir wollen die Butter nicht verbrennen, sondern sanft schmelzen. Gib die Butter hinzu und lass sie bei niedriger Hitze langsam schmelzen. Sobald die Butter vollständig geschmolzen ist, ist es Zeit, das decarboxylierte Cannabis hinzuzufügen. Rühr alles gut durch und mach es dir bequem – die Mischung sollte jetzt etwa 3 Stunden auf niedriger Hitze köcheln. Halte die Temperatur niedrig und lass die Butter niemals aufkochen – sonst verdampfen die wertvollen Cannabinoide!

Während die Butter köchelt, kannst du dir überlegen, welches Rezept du als Erstes damit verfeinern möchtest. Vielleicht ein paar Brownies? Oder doch lieber die Schoko-Mousse? Möglichkeiten gibt es genug!

Nach etwa 3 Stunden köstlichem Blubbern ist deine Cannabisbutter bereit für den nächsten Schritt. Nimm ein Sieb oder – noch besser – ein feines Tuch (z.B. ein Käsetuch) und gieße die Butter durch das Tuch, um das Cannabis herauszufiltern. Drück das Tuch gut aus, damit du auch wirklich jede kostbare Tropfen auffängst.

Nun hast du deine grüne, magische Butter vor dir! Gieß sie in ein Glas oder einen Behälter und lass sie abkühlen. Im Kühlschrank hält sie sich problemlos mehrere Wochen, im Gefrierschrank sogar noch länger – vorausgesetzt, du kannst so lange widerstehen!

Pro-Tipp: Kennzeichne die Butter gut, damit niemand versehentlich seinen morgendlichen Toast damit bestreicht und dann verwundert ist, warum die alltägliche To-Do-Liste plötzlich zur spannenden Abenteuergeschichte wird.

Voilà! Deine Cannabisbutter ist fertig und bereit, all deine Rezepte auf die nächste Stufe zu heben. Und vergiss nicht: Dosier mit Bedacht – der Weg vom entspannten Grinsen zum „Ich glaub, ich werde zum Couch-Kissen" ist oft kürzer, als man denkt.

Viel Spaß beim Kochen und Genießen – aber immer mit Vorsicht und einer ordentlichen Portion Humor!

Rezept: Cannabisöl – Dein grünes Elixier für die Küche

Zutaten (für ca. 20 Portionen):

- 500 ml Olivenöl (oder ein anderes Öl deiner Wahl, z.B. Kokosöl)
- 10 g Cannabis (decarboxyliert und fein zerkleinert)

Zubereitungszeit:

4 Stunden (inklusive Köchelzeit)

Schwierigkeitsgrad:

Mittel

Nährwertangaben pro Portion (20 Portionen):

Kalorien: 120 kcal, Fett: 14 g, Kohlenhydrate: 0 g, Eiweiß: 0 g

Anleitung:

Willkommen in der grünen Wunderwelt des Cannabisöls! Dieses Rezept ist perfekt für alle, die ihre Küche mit einem kleinen Extra-Twist verfeinern wollen. Ob für Salate, Pasta oder zum Dippen – Cannabisöl macht einfach alles besser. Also los, schnapp dir deine Zutaten und lass uns in die magische Welt des grünen Elixiers eintauchen!

Der erste Schritt: **Decarboxylierung**. Keine Sorge, das klingt komplizierter, als es ist. Damit das Cannabis seine volle Wirkung entfalten kann, müssen die Cannabinoide aktiviert werden. Dazu legst du das zerkleinerte Cannabis auf ein Backblech und erhitzt es im Ofen bei 115 °C für etwa 30-40 Minuten. Während das Cannabis im Ofen sanft „toasted", kannst du dich schon mal über die vielseitigen Einsatzmöglichkeiten von Cannabisöl freuen. Der Duft in deiner Küche? Nun, sagen wir mal so: Auch die Nachbarn könnten plötzlich Lust auf Pasta bekommen.

Während das Cannabis sich im Ofen auf seinen großen Auftritt vorbereitet, kümmern wir uns um das Öl. Gib das Olivenöl in einen Topf und erwärme es sanft auf niedriger Hitze. Und wenn ich „niedrig" sage, meine ich wirklich niedrig – wir wollen das Öl nicht frittieren, sondern sanft erwärmen. Ideal sind etwa 60-70 °C. Falls du ein Thermometer hast, super! Wenn nicht, mach dir keine Sorgen – es sollte nur warm sein, nicht heiß.

Sobald dein Cannabis aus dem Ofen kommt und stolz seine goldene Farbe zeigt, darf es ins warme Öl einziehen. Gib das decarboxylierte Cannabis zum Öl und rühr alles gut durch. Jetzt heißt es Geduld haben – die Mischung sollte mindestens 3 Stunden auf niedrigster Hitze ziehen. Dabei gelegentlich umrühren und sicherstellen, dass die Temperatur nicht zu hoch wird. Wenn du es eilig hast, mach dir einen Tee, lehn dich zurück und entspanne dich – die besten Dinge brauchen eben Zeit.

Nach dem gemütlichen Köcheln ist dein Cannabisöl bereit, seinen Zauber zu entfalten. Schnapp dir ein feines Sieb oder noch besser ein Käsetuch und gieße das Öl durch das Tuch, um die Pflanzenreste herauszufiltern. Drück das Tuch gut aus, damit wirklich jeder Tropfen eingefangen wird. Du möchtest ja nichts von deinem goldenen Schatz verschwenden, oder?

Gieß das gefilterte Öl in eine saubere Glasflasche und lass es abkühlen. Lagere es kühl und dunkel, und es wird dir für viele köstliche Rezepte zur Verfügung stehen. Das Beste? Dein Cannabisöl ist unglaublich vielseitig. Verwende es in Dressings, Saucen oder überall dort, wo du normalerweise Öl verwendest – mit dem zusätzlichen Bonus von Entspannung und einem kleinen Schmunzeln.

Wichtig: Kennzeichne die Flasche gut! Es könnte nämlich passieren, dass jemand versehentlich den Salat mit „spezieller" Vinaigrette anrichtet und dann den Nachmittag in einer eher entspannten Haltung verbringt – ohne es zu planen.

Jetzt bist du bereit, die Welt mit deinem selbstgemachten Cannabisöl zu erobern! Denk dran, mit der Dosierung achtsam umzugehen – manchmal reichen schon ein paar Tropfen, um dich in den Entspannungsmodus zu katapultieren.

Viel Spaß beim Experimentieren, Kochen und natürlich beim Genießen deiner Kreationen – grün, köstlich und mit einer Extraportion Gelassenheit!

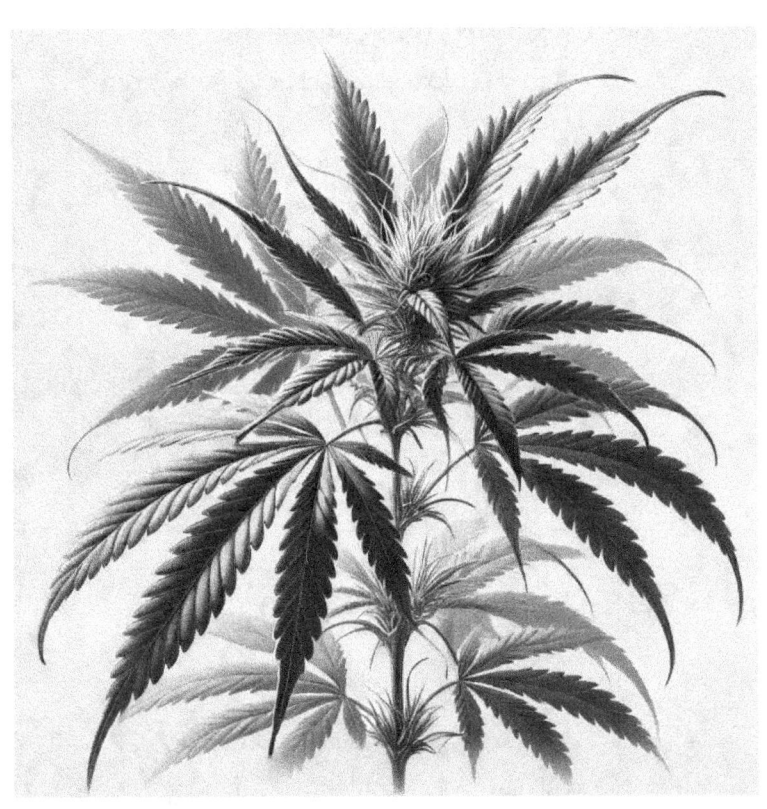

Suppen-Rezepte

1. Grüne Kraftsuppe mit Brokkoli und Spinat

Zutaten (für 4 Portionen):

- 500 g Brokkoli, in Röschen geschnitten
- 200 g frischer Spinat
- 1 Zwiebel, gewürfelt
- 2 Knoblauchzehen, gehackt
- 1 Liter Gemüsebrühe
- 200 ml Kokosmilch
- 2 EL Olivenöl
- 1-2 g Cannabisbutter (je nach medizinischem Bedarf)
- Salz und Pfeffer nach Geschmack
- Saft einer halben Zitrone

Zubereitungszeit:

30 Minuten

Schwierigkeitsgrad:

Einfach

Nährwertangaben pro Portion:

Kalorien: 210 kcal, Fett: 15 g, Kohlenhydrate: 10 g, Eiweiß: 6 g

Anleitung:

In einem großen Topf das Olivenöl erhitzen und die Zwiebel und den Knoblauch glasig anbraten. Brokkoli hinzufügen und für 5 Minuten anschwitzen. Die Gemüsebrühe angießen und alles bei mittlerer Hitze etwa 15 Minuten köcheln lassen, bis der Brokkoli weich ist. Nun den Spinat hinzufügen und weitere 2 Minuten köcheln lassen, bis er zusammenfällt. Mit einem Stabmixer die

Suppe fein pürieren. Die Kokosmilch und die Cannabisbutter unterrühren. Mit Salz, Pfeffer und einem Spritzer Zitronensaft abschmecken. Die Suppe in Schalen füllen und mit einem Lächeln und einem Blatt Spinat garnieren!

2. Tomatensuppe „Rote Wonne"

Zutaten (für 4 Portionen):

- 800 g Tomaten, gehackt
- 1 große Karotte, gewürfelt
- 1 Zwiebel, gewürfelt
- 2 Knoblauchzehen, gehackt
- 1 EL Olivenöl
- 750 ml Gemüsebrühe
- 1 TL Zucker
- 2 g Cannabisbutter
- 1 EL Balsamico-Essig
- Salz und Pfeffer nach Geschmack
- Frische Basilikumblätter zur Garnierung

Zubereitungszeit:

35 Minuten

Schwierigkeitsgrad:

Einfach

Nährwertangaben pro Portion:

Kalorien: 180 kcal, Fett: 12 g, Kohlenhydrate: 15 g, Eiweiß: 4 g

Anleitung:

Erhitze das Olivenöl in einem großen Topf und brate Zwiebeln und Knoblauch an, bis sie goldgelb sind. Die Karotten und Tomaten hinzufügen und kurz mitbraten. Mit Gemüsebrühe aufgießen und den Zucker einrühren. Die Suppe für 20 Minuten köcheln lassen, bis die Karotten weich sind. Mit einem Stabmixer pürieren, bis die Suppe schön samtig ist. Nun die Cannabisbutter und den Balsamico-Essig einrühren und abschmecken. In Schalen servieren, mit frischem Basilikum garnieren und sich auf eine köstliche Reise ins Rot-Land begeben!

3. Süßkartoffel-Ingwer-Suppe „Samtige Umarmung"

Zutaten (für 4 Portionen):

- 500 g Süßkartoffeln, geschält und gewürfelt
- 1 Zwiebel, gewürfelt
- 2 Knoblauchzehen, gehackt
- 1 Stück Ingwer (ca. 3 cm), gerieben
- 1 EL Kokosöl
- 800 ml Gemüsebrühe
- 200 ml Kokosmilch
- 1-2 g Cannabisbutter
- Saft einer Limette
- Salz und Pfeffer nach Geschmack
- Frische Korianderblätter zur Garnierung

Zubereitungszeit:

30 Minuten

Schwierigkeitsgrad:

Mittel

Nährwertangaben pro Portion:

Kalorien: 250 kcal, Fett: 16 g, Kohlenhydrate: 20 g, Eiweiß: 4 g

Anleitung:

Das Kokosöl in einem großen Topf erhitzen und die Zwiebeln, den Knoblauch und den Ingwer darin anbraten, bis sie duften. Die Süßkartoffeln hinzufügen und kurz mitbraten. Die Gemüsebrühe angießen und die Suppe 20 Minuten köcheln lassen, bis die Süßkartoffeln weich sind. Püriere die Suppe mit einem Stabmixer, bis sie schön cremig ist. Die Kokosmilch und Cannabisbutter unterrühren und mit Limettensaft, Salz und Pfeffer abschmecken. In Schalen servieren und mit frischem Koriander dekorieren. Achtung: Diese Suppe umarmt dich von innen!

4. Karotten-Orangen-Suppe „Sonnenschein im Topf"

Zutaten (für 4 Portionen):

- 500 g Karotten, geschält und in Scheiben geschnitten
- 1 Zwiebel, gewürfelt
- 2 Knoblauchzehen, gehackt
- 1 EL Olivenöl
- 1 Liter Gemüsebrühe
- Saft von 2 Orangen
- 2 EL Kokosmilch
- 1-2 g Cannabisbutter
- Salz und Pfeffer nach Geschmack
- Frische Petersilie zur Garnierung

Zubereitungszeit:

25 Minuten

Schwierigkeitsgrad:

Einfach

Nährwertangaben pro Portion:

Kalorien: 180 kcal, Fett: 9 g, Kohlenhydrate: 21 g, Eiweiß: 3 g

Anleitung:

In einem großen Topf das Olivenöl erhitzen und Zwiebel und Knoblauch darin glasig anbraten. Die Karottenscheiben hinzufügen und kurz anschwitzen. Mit der Gemüsebrühe ablöschen und alles 15 Minuten köcheln lassen, bis die Karotten weich sind. Nun die Suppe pürieren, den Orangensaft, die Kokosmilch und die Cannabisbutter unterrühren. Mit Salz und Pfeffer abschmecken. In Schalen servieren und mit frischer Petersilie dekorieren. Achtung, diese Suppe bringt garantiert Sonnenschein in deinen Tag – egal wie grau es draußen ist!

5. Pilzcremesuppe „Waldspaziergang Deluxe"

Zutaten (für 4 Portionen):

- 400 g gemischte Pilze (z.B. Champignons, Austernpilze), in Scheiben geschnitten
- 1 Zwiebel, gewürfelt
- 2 Knoblauchzehen, gehackt
- 2 EL Butter
- 1 EL Cannabisbutter (nach medizinischem Bedarf)
- 750 ml Gemüsebrühe
- 200 ml Sahne
- 1 EL Mehl
- 1 EL frische Petersilie, gehackt
- Salz und Pfeffer nach Geschmack

Zubereitungszeit:

30 Minuten

Schwierigkeitsgrad:

Mittel

Nährwertangaben pro Portion:

Kalorien: 250 kcal, Fett: 18 g, Kohlenhydrate: 10 g, Eiweiß: 6 g

Anleitung:

In einem großen Topf die Butter schmelzen und Zwiebel sowie Knoblauch darin anbraten, bis sie duften. Die Pilze hinzufügen und etwa 5 Minuten braten, bis sie leicht gebräunt sind. Das Mehl darüber streuen und gut verrühren. Nach und nach die Gemüsebrühe hinzufügen, dabei stetig rühren, um Klumpen zu vermeiden. Die Suppe aufkochen lassen und dann auf niedriger Hitze köcheln lassen. Sahne und Cannabisbutter hinzufügen und alles gut verrühren. Mit Salz und Pfeffer abschmecken. Die Suppe in Schalen servieren, mit frischer Petersilie bestreuen und genießen. Diese Suppe ist wie ein Spaziergang im Wald, nur ohne das Risiko, von einem Eichhörnchen mit einer Eichel beworfen zu werden!

6. Cremige Blumenkohlsuppe „Wolke 7"

Zutaten (für 4 Portionen):

- 1 Blumenkohl, in Röschen zerteilt
- 1 Kartoffel, gewürfelt
- 1 Zwiebel, gewürfelt
- 2 Knoblauchzehen, gehackt
- 1 EL Olivenöl
- 1 Liter Gemüsebrühe
- 200 ml Sahne
- 1-2 g Cannabisbutter
- Salz und Pfeffer nach Geschmack
- Muskatnuss nach Geschmack
- Frische Schnittlauchröllchen zur Garnierung

Zubereitungszeit:

35 Minuten

Schwierigkeitsgrad:

Einfach

Nährwertangaben pro Portion:

Kalorien: 220 kcal, Fett: 14 g, Kohlenhydrate: 18 g, Eiweiß: 5 g

Anleitung:

Das Olivenöl in einem großen Topf erhitzen und die Zwiebeln und den Knoblauch darin anschwitzen. Die Kartoffelwürfel und den Blumenkohl hinzufügen und kurz mitbraten. Die Gemüsebrühe angießen und die Suppe 20 Minuten köcheln lassen, bis das Gemüse weich ist. Püriere die Suppe, bis sie samtig und cremig ist. Die Sahne und Cannabisbutter hinzufügen und mit Salz, Pfeffer und Muskatnuss abschmecken. In Schalen servieren, mit Schnittlauchröllchen garnieren und das Gefühl genießen, auf einer flauschigen Wolke zu schweben – Wolke 7, um genau zu sein!

7. Kürbis-Curry-Suppe „Herbstliebe"

Zutaten (für 4 Portionen):

- 500 g Hokkaido-Kürbis, entkernt und gewürfelt
- 1 Zwiebel, gewürfelt
- 2 Knoblauchzehen, gehackt
- 1 EL Kokosöl
- 1 TL Currypulver
- 1 Liter Gemüsebrühe
- 200 ml Kokosmilch
- 1-2 g Cannabisbutter
- Salz und Pfeffer nach Geschmack
- Frischer Koriander zur Garnierung

Zubereitungszeit:

30 Minuten

Schwierigkeitsgrad:

Einfach

Nährwertangaben pro Portion:

Kalorien: 230 kcal, Fett: 16 g, Kohlenhydrate: 18 g, Eiweiß: 4 g

Anleitung:

Das Kokosöl in einem großen Topf erhitzen und die Zwiebeln und den Knoblauch darin anschwitzen. Den Kürbis und das Currypulver hinzufügen und alles gut vermengen. Die Gemüsebrühe angießen und die Suppe etwa 20 Minuten köcheln lassen, bis der Kürbis weich ist. Die Suppe pürieren, dann die Kokosmilch und Cannabisbutter hinzufügen. Mit Salz und Pfeffer abschmecken. Die Suppe in Schalen servieren, mit frischem Koriander garnieren und sich dabei vorstellen, wie man auf einem farbenfrohen Herbstmarkt durch die bunten Blätter spaziert!

8. Linsensuppe „Omas Geheimwaffe"

Zutaten (für 4 Portionen):
- 200 g rote Linsen
- 1 Zwiebel, gewürfelt
- 2 Knoblauchzehen, gehackt
- 1 Karotte, gewürfelt
- 1 Stange Sellerie, gewürfelt
- 1 EL Olivenöl
- 1 TL Kreuzkümmel
- 1 Liter Gemüsebrühe
- 1-2 g Cannabisbutter
- Salz und Pfeffer nach Geschmack
- Zitronensaft zum Abschmecken
- Frische Petersilie zur Garnierung

Zubereitungszeit:
30 Minuten

Schwierigkeitsgrad:
Mittel

Nährwertangaben pro Portion:
Kalorien: 270 kcal, Fett: 10 g, Kohlenhydrate: 30 g, Eiweiß: 12 g

Anleitung:
Das Olivenöl in einem großen Topf erhitzen und die Zwiebeln, den Knoblauch, die Karotten und den Sellerie darin anbraten. Den Kreuzkümmel hinzufügen und kurz anrösten. Die Linsen einrühren und mit der Gemüsebrühe auffüllen. Die Suppe 20 Minuten köcheln lassen, bis die Linsen weich sind. Püriere die Suppe grob, sodass noch etwas Textur bleibt. Cannabisbutter einrühren und mit Salz, Pfeffer und Zitronensaft abschmecken. In Schalen servieren, mit Petersilie garnieren und sich an Omas magischer Linsensuppe erfreuen, die einen sofort wieder zurück in die Kindheit versetzt!

9. Kartoffel-Lauch-Suppe „Die Rustikale"

Zutaten (für 4 Portionen):

- 500 g Kartoffeln, geschält und gewürfelt
- 2 Stangen Lauch, in Ringe geschnitten
- 1 Zwiebel, gewürfelt
- 2 Knoblauchzehen, gehackt
- 1 EL Butter
- 1-2 g Cannabisbutter
- 1 Liter Gemüsebrühe
- 200 ml Sahne
- Salz und Pfeffer nach Geschmack
- Frischer Schnittlauch zur Garnierung

Zubereitungszeit:

35 Minuten

Schwierigkeitsgrad:

Einfach

Nährwertangaben pro Portion:

Kalorien: 260 kcal, Fett: 16 g, Kohlenhydrate: 24 g, Eiweiß: 4 g

Anleitung:

Butter in einem großen Topf schmelzen und die Zwiebeln sowie den Knoblauch darin anbraten, bis sie duften. Den Lauch hinzufügen und kurz mit anschwitzen. Die Kartoffeln dazugeben und mit der Gemüsebrühe aufgießen. Die Suppe etwa 20 Minuten köcheln lassen, bis die Kartoffeln weich sind. Die Suppe grob pürieren, sodass sie noch stückig bleibt. Sahne und Cannabisbutter einrühren und mit Salz und Pfeffer abschmecken. In Schalen servieren, mit frischem Schnittlauch bestreuen und die rustikale Gemütlichkeit genießen, die diese Suppe ausstrahlt!

10. Minestrone „Italienisches Lebensgefühl"

Zutaten (für 4 Portionen):

- 1 Zwiebel, gewürfelt
- 2 Knoblauchzehen, gehackt
- 2 Karotten, gewürfelt
- 2 Stangen Sellerie, gewürfelt
- 1 Zucchini, gewürfelt
- 1 Dose (400 g) gehackte Tomaten
- 1 Liter Gemüsebrühe
- 1 Dose (400 g) weiße Bohnen, abgetropft
- 1 TL Oregano
- 1 TL Thymian
- 1-2 g Cannabisbutter
- 100 g kleine Nudeln (z.B. Ditalini)
- Salz und Pfeffer nach Geschmack
- Frisches Basilikum zur Garnierung

Zubereitungszeit:

40 Minuten

Schwierigkeitsgrad:

Mittel

Nährwertangaben pro Portion:

Kalorien: 320 kcal, Fett: 10 g, Kohlenhydrate: 50 g, Eiweiß: 10 g

Anleitung:

In einem großen Topf die Zwiebeln und den Knoblauch in etwas Olivenöl anbraten. Karotten und Sellerie hinzufügen und kurz anschwitzen. Zucchini, Tomaten und Gemüsebrühe hinzufügen und die Suppe etwa 20 Minuten köcheln lassen. Bohnen, Oregano, Thymian und Nudeln hinzufügen und weitere 10 Minuten kochen, bis die Nudeln al dente sind. Die Cannabisbutter unterrühren und mit Salz und Pfeffer abschmecken. In Schalen servieren und mit frischem Basilikum garnieren. Diese Suppe bringt dir ein Stückchen „La Dolce Vita" direkt nach Hause – Bella Italia lässt grüßen!

11. Kichererbsen-Suppe „Orientalischer Genuss"

Zutaten (für 4 Portionen):

- 1 Dose (400 g) Kichererbsen, abgetropft
- 1 Zwiebel, gewürfelt
- 2 Knoblauchzehen, gehackt
- 1 Süßkartoffel, gewürfelt
- 1 Möhre, gewürfelt
- 1 EL Olivenöl
- 1 TL Kreuzkümmel
- 1 TL Paprikapulver
- 1 Liter Gemüsebrühe
- 200 ml Kokosmilch
- 1-2 g Cannabisbutter
- Salz und Pfeffer nach Geschmack
- Frische Minzblätter zur Garnierung

Zubereitungszeit:

35 Minuten

Schwierigkeitsgrad:

Einfach

Nährwertangaben pro Portion:

Kalorien: 290 kcal, Fett: 15 g, Kohlenhydrate: 28 g, Eiweiß: 6 g

Anleitung:

Das Olivenöl in einem großen Topf erhitzen und die Zwiebeln sowie den Knoblauch darin anbraten. Süßkartoffel und Möhre hinzufügen und kurz mitbraten. Kreuzkümmel und Paprikapulver einrühren und alles mit der Gemüsebrühe aufgießen. Die Suppe 20 Minuten köcheln lassen, bis das Gemüse weich ist. Die Kichererbsen und Kokosmilch hinzufügen und kurz erhitzen. Mit einem Stabmixer die Suppe leicht pürieren, sodass sie noch etwas Textur behält. Cannabisbutter unterrühren und mit Salz und Pfeffer abschmecken. In Schalen servieren und mit frischer Minze garnieren – diese Suppe entführt dich direkt in die Gewürzbasare des Orients!

12. Zucchini-Basilikum-Suppe „Grüne Leichtigkeit"

Zutaten (für 4 Portionen):

- 3 mittelgroße Zucchini, in Scheiben geschnitten
- 1 Zwiebel, gewürfelt
- 2 Knoblauchzehen, gehackt
- 1 EL Olivenöl
- 1 Liter Gemüsebrühe
- 200 ml Sahne
- 1-2 g Cannabisbutter
- Eine Handvoll frischer Basilikumblätter
- Salz und Pfeffer nach Geschmack
- Zitronensaft zum Abschmecken

Zubereitungszeit:

25 Minuten

Schwierigkeitsgrad:

Einfach

Nährwertangaben pro Portion:

Kalorien: 230 kcal, Fett: 16 g, Kohlenhydrate: 12 g, Eiweiß: 4 g

Anleitung:

In einem großen Topf das Olivenöl erhitzen und Zwiebel und Knoblauch darin glasig anbraten. Die Zucchini hinzufügen und kurz mitbraten. Mit der Gemüsebrühe ablöschen und die Suppe etwa 15 Minuten köcheln lassen, bis die Zucchini weich ist. Die Basilikumblätter hinzufügen und die Suppe fein pürieren. Sahne und Cannabisbutter einrühren und mit Salz, Pfeffer und Zitronensaft abschmecken. In Schalen servieren und das leichte, frische Aroma genießen – perfekt für einen Tag, an dem du einfach mal etwas Grünes brauchst!

13. Thai-Kokos-Suppe „Exotischer Traum"

Zutaten (für 4 Portionen):
- 1 rote Paprika, in Streifen geschnitten
- 1 Karotte, in feine Streifen geschnitten
- 1 Zwiebel, gewürfelt
- 2 Knoblauchzehen, gehackt
- 1 EL Kokosöl
- 1 Stück Ingwer (ca. 3 cm), gerieben
- 1 TL rote Currypaste
- 1 Liter Gemüsebrühe
- 400 ml Kokosmilch
- 1-2 g Cannabisbutter
- Saft einer Limette
- Salz und Pfeffer nach Geschmack
- Frische Korianderblätter und Chilischeiben zur Garnierung

Zubereitungszeit:
30 Minuten

Schwierigkeitsgrad:
Mittel

Nährwertangaben pro Portion:
Kalorien: 300 kcal, Fett: 22 g, Kohlenhydrate: 18 g, Eiweiß: 5 g

Anleitung:
Kokosöl in einem großen Topf erhitzen und Zwiebeln, Knoblauch, Ingwer sowie die rote Currypaste darin anbraten. Paprika und Karotten hinzufügen und kurz mitbraten. Mit der Gemüsebrühe und Kokosmilch ablöschen und die Suppe 15 Minuten köcheln lassen. Mit Cannabisbutter, Limettensaft, Salz und Pfeffer abschmecken. In Schalen servieren, mit frischem Koriander und Chilischeiben garnieren und das exotische Aroma in vollen Zügen genießen – fast wie ein Kurzurlaub in Thailand!

Salat-Rezepte

1. Mediterraner Quinoa-Salat „Sonne im Glas"

Zutaten (für 4 Portionen):

- 200 g Quinoa
- 1 Gurke, gewürfelt
- 1 rote Paprika, gewürfelt
- 200 g Kirschtomaten, halbiert
- 1 rote Zwiebel, fein gewürfelt
- 100 g Feta, zerbröselt
- 1 Handvoll schwarze Oliven, entsteint
- 2 EL Olivenöl
- 1-2 g Cannabisöl (nach medizinischem Bedarf)
- Saft einer Zitrone
- Salz und Pfeffer nach Geschmack
- Frische Petersilie zur Garnierung

Zubereitungszeit:

20 Minuten (plus 15 Minuten Quinoa-Kochzeit)

Schwierigkeitsgrad:

Einfach

Nährwertangaben pro Portion:

Kalorien: 350 kcal, Fett: 18 g, Kohlenhydrate: 30 g, Eiweiß: 12 g

Anleitung:

Quinoa nach Packungsanweisung kochen und abkühlen lassen. In einer großen Schüssel alle Zutaten vermischen: Gurke, Paprika, Kirschtomaten, rote Zwiebel, Oliven und Feta. Das Olivenöl mit Cannabisöl, Zitronensaft, Salz und Pfeffer verrühren und über den Salat geben. Gut durchmischen und mit frischer Petersilie garnieren. Servieren und dabei die Sonne auf den Teller holen – perfekt für ein Picknick oder ein leichtes Mittagessen!

2. Avocado-Mango-Salat „Tropische Freude"

Zutaten (für 4 Portionen):

- 2 reife Avocados, gewürfelt
- 1 reife Mango, gewürfelt
- 1 kleine rote Zwiebel, fein gewürfelt
- 1 Handvoll Koriander, gehackt
- 1 rote Chili, fein gehackt (optional)
- 1 EL Olivenöl
- 1-2 g Cannabisöl
- Saft einer Limette
- Salz und Pfeffer nach Geschmack

Zubereitungszeit:

15 Minuten

Schwierigkeitsgrad:

Einfach

Nährwertangaben pro Portion:

Kalorien: 290 kcal, Fett: 22 g, Kohlenhydrate: 20 g, Eiweiß: 3 g

Anleitung:

Alle Zutaten in einer großen Schüssel vorsichtig vermischen: Avocado, Mango, rote Zwiebel, Koriander und Chili. Das Dressing aus Olivenöl, Cannabisöl, Limettensaft, Salz und Pfeffer anrühren und über den Salat geben. Noch einmal sanft durchmischen und direkt servieren. Dieser Salat bringt dich auf eine tropische Insel – zumindest in Gedanken!

3. Caesar-Salat „Klassiker mit Twist"

Zutaten (für 4 Portionen):

- 1 Römersalat, grob zerteilt
- 50 g Parmesan, gehobelt
- 200 g Hähnchenbrust, gegrillt und in Streifen geschnitten
- 2 Scheiben Vollkornbrot, gewürfelt und geröstet
- 2 EL Olivenöl
- 1-2 g Cannabisöl
- 1 TL Dijon-Senf
- Saft einer Zitrone
- 2 Knoblauchzehen, gehackt
- Salz und Pfeffer nach Geschmack

Zubereitungszeit:

25 Minuten

Schwierigkeitsgrad:

Mittel

Nährwertangaben pro Portion:

Kalorien: 400 kcal, Fett: 25 g, Kohlenhydrate: 20 g, Eiweiß: 25 g

Anleitung:

In einer Schüssel den Römersalat, das gegrillte Hähnchen und die Croutons vermischen. Für das Dressing Olivenöl, Cannabisöl, Dijon-Senf, Zitronensaft, Knoblauch, Salz und Pfeffer verrühren und über den Salat geben. Parmesan darüber streuen und gut durchmischen. Servieren und in das klassische Caesar-Erlebnis eintauchen – nur mit einem zusätzlichen kleinen Twist!

4. Rote-Bete-Salat „Herzblut"

Zutaten (für 4 Portionen):

- 4 mittelgroße rote Beten, gekocht und in Scheiben geschnitten
- 2 Orangen, filetiert
- 100 g Ziegenkäse, zerbröselt
- 1 Handvoll Walnüsse, geröstet und grob gehackt
- 2 EL Olivenöl
- 1-2 g Cannabisöl
- 1 TL Honig
- 1 TL Balsamico-Essig
- Salz und Pfeffer nach Geschmack
- Frische Minze zur Garnierung

Zubereitungszeit:

20 Minuten

Schwierigkeitsgrad:

Einfach

Nährwertangaben pro Portion:

Kalorien: 330 kcal, Fett: 18 g, Kohlenhydrate: 30 g, Eiweiß: 7 g

Anleitung:

In einer Schüssel die rote Bete, Orangenfilets, Ziegenkäse und Walnüsse vermischen. Das Dressing aus Olivenöl, Cannabisöl, Honig, Balsamico-Essig, Salz und Pfeffer anrühren und über den Salat geben. Gut durchmischen und mit frischer Minze garnieren. Dieser Salat ist nicht nur gesund, sondern bringt auch ordentlich Farbe auf den Tisch – dein Herz wird es lieben!

5. Griechischer Bauernsalat „Urlaubsgefühle"

Zutaten (für 4 Portionen):

- 3 Tomaten, gewürfelt
- 1 Gurke, in Scheiben geschnitten
- 1 rote Zwiebel, in Ringe geschnitten
- 1 grüne Paprika, in Ringe geschnitten
- 100 g Feta, gewürfelt
- 1 Handvoll Kalamata-Oliven
- 2 EL Olivenöl
- 1-2 g Cannabisöl
- 1 TL Oregano
- Saft einer Zitrone
- Salz und Pfeffer nach Geschmack

Zubereitungszeit:

15 Minuten

Schwierigkeitsgrad:

Einfach

Nährwertangaben pro Portion:

Kalorien: 270 kcal, Fett: 20 g, Kohlenhydrate: 10 g, Eiweiß: 6 g

Anleitung:

Alle Zutaten in einer großen Schüssel vermengen: Tomaten, Gurke, rote Zwiebel, grüne Paprika, Feta und Oliven. Das Dressing aus Olivenöl, Cannabisöl, Oregano, Zitronensaft, Salz und Pfeffer anrühren und über den Salat geben. Gut durchmischen und direkt servieren. Dieser Salat schmeckt wie ein Urlaub auf einer griechischen Insel – ohne Kofferpacken!

6. Couscous-Salat „1001 Nacht"

Zutaten (für 4 Portionen):

- 200 g Couscous
- 1 Gurke, gewürfelt
- 1 rote Paprika, gewürfelt
- 1 kleine rote Zwiebel, fein gewürfelt
- 50 g Rosinen
- 50 g geröstete Mandeln, gehackt
- 1 Handvoll frische Minze, gehackt
- 2 EL Olivenöl
- 1-2 g Cannabisöl
- Saft einer Zitrone
- 1 TL Kreuzkümmel
- Salz und Pfeffer nach Geschmack

Zubereitungszeit:

25 Minuten (inkl. Couscous-Zubereitung)

Schwierigkeitsgrad:

Mittel

Nährwertangaben pro Portion:

Kalorien: 320 kcal, Fett: 14 g, Kohlenhydrate: 40 g, Eiweiß: 6 g

Anleitung:

Den Couscous nach Packungsanweisung zubereiten und abkühlen lassen. In einer großen Schüssel den Couscous mit Gurke, Paprika, Zwiebel, Rosinen, Mandeln und Minze vermischen. Das Dressing aus Olivenöl, Cannabisöl, Zitronensaft, Kreuzkümmel, Salz und Pfeffer anrühren und über den Salat geben. Gut durchmischen und direkt servieren. Dieser Salat bringt den Zauber aus „1001 Nacht" direkt auf den Tisch – märchenhaft lecker!

7. Fenchel-Orangen-Salat „Frischekick"

Zutaten (für 4 Portionen):

- 2 große Fenchelknollen, in feine Streifen geschnitten
- 2 Orangen, filetiert
- 1 rote Zwiebel, in feine Ringe geschnitten
- 50 g Pinienkerne, geröstet
- 2 EL Olivenöl
- 1-2 g Cannabisöl
- Saft einer Zitrone
- Salz und Pfeffer nach Geschmack
- Frische Dillzweige zur Garnierung

Zubereitungszeit:

20 Minuten

Schwierigkeitsgrad:

Einfach

Nährwertangaben pro Portion:

Kalorien: 220 kcal, Fett: 14 g, Kohlenhydrate: 20 g, Eiweiß: 4 g

Anleitung:

In einer großen Schüssel den Fenchel, Orangenfilets und die rote Zwiebel vermischen. Das Dressing aus Olivenöl, Cannabisöl, Zitronensaft, Salz und Pfeffer anrühren und über den Salat geben. Gut durchmischen und mit gerösteten Pinienkernen und frischem Dill garnieren. Dieser Salat ist wie ein Spaziergang durch ein sonniges Orangenhain – frisch, leicht und aromatisch!

8. Taboulé „Libanesischer Klassiker"

Zutaten (für 4 Portionen):

- 200 g Bulgur
- 3 Tomaten, fein gewürfelt
- 1 Gurke, fein gewürfelt
- 1 Bund Petersilie, fein gehackt
- 1 Bund Minze, fein gehackt
- 2 Frühlingszwiebeln, in feine Ringe geschnitten
- 2 EL Olivenöl
- 1-2 g Cannabisöl
- Saft einer Zitrone
- Salz und Pfeffer nach Geschmack

Zubereitungszeit:

25 Minuten (inkl. Bulgur-Zubereitung)

Schwierigkeitsgrad:

Einfach

Nährwertangaben pro Portion:

Kalorien: 250 kcal, Fett: 12 g, Kohlenhydrate: 30 g, Eiweiß: 5 g

Anleitung:

Den Bulgur nach Packungsanweisung zubereiten und abkühlen lassen. In einer großen Schüssel den Bulgur mit Tomaten, Gurke, Petersilie, Minze und Frühlingszwiebeln vermischen. Das Dressing aus Olivenöl, Cannabisöl, Zitronensaft, Salz und Pfeffer anrühren und über den Salat geben. Gut durchmischen und servieren. Taboulé ist nicht nur erfrischend, sondern auch ein echtes Aromen-Feuerwerk – wie ein Stück Libanon auf dem Teller!

9. Nudelsalat „Sommerhit"

Zutaten (für 4 Portionen):

- 250 g Fusilli oder andere kurze Nudeln
- 200 g Kirschtomaten, halbiert
- 1 gelbe Paprika, gewürfelt
- 1 kleine rote Zwiebel, gewürfelt
- 100 g Feta, zerbröselt
- 1 Handvoll Basilikumblätter, gehackt
- 2 EL Olivenöl
- 1-2 g Cannabisöl
- 1 TL Balsamico-Essig
- Salz und Pfeffer nach Geschmack

Zubereitungszeit: 20 Minuten

(plus 10 Minuten für das Kochen der Nudeln)

Schwierigkeitsgrad:

Einfach

Nährwertangaben pro Portion:

Kalorien: 320 kcal, Fett: 15 g, Kohlenhydrate: 35 g, Eiweiß: 8 g

Anleitung:

Die Nudeln nach Packungsanweisung kochen, abgießen und abkühlen lassen. In einer großen Schüssel die Nudeln mit Kirschtomaten, Paprika, Zwiebel, Feta und Basilikum vermischen. Das Dressing aus Olivenöl, Cannabisöl, Balsamico-Essig, Salz und Pfeffer anrühren und über den Salat geben. Gut durchmischen und servieren. Dieser Nudelsalat ist der absolute Sommerklassiker – perfekt für Grillabende oder Picknicks!

10. Brokkoli-Cranberry-Salat „Gesunder Knusper"

Zutaten (für 4 Portionen):

- 1 Kopf Brokkoli, in kleine Röschen zerteilt
- 50 g getrocknete Cranberries
- 50 g Sonnenblumenkerne, geröstet
- 1 rote Zwiebel, fein gewürfelt
- 100 g griechischer Joghurt
- 2 EL Mayonnaise
- 1-2 g Cannabisöl
- 1 TL Honig
- 1 EL Apfelessig
- Salz und Pfeffer nach Geschmack

Zubereitungszeit:

20 Minuten

Schwierigkeitsgrad:

Einfach

Nährwertangaben pro Portion:

Kalorien: 250 kcal, Fett: 12 g, Kohlenhydrate: 20 g, Eiweiß: 8 g

Anleitung:

Den Brokkoli in einer Schüssel mit Cranberries, Sonnenblumenkernen und Zwiebel vermischen. Das Dressing aus griechischem Joghurt, Mayonnaise, Cannabisöl, Honig, Apfelessig, Salz und Pfeffer anrühren und über den Salat geben. Gut durchmischen und direkt servieren. Dieser Salat ist knackig, frisch und perfekt für alle, die gerne gesunde Superfoods knabbern – und dabei auf nichts verzichten möchten!

11. Asia-Gurkensalat „Wok Around the Clock"

Zutaten (für 4 Portionen):

- 1 große Gurke, in dünne Scheiben gehobelt
- 2 Karotten, in dünne Streifen geschnitten
- 1 rote Paprika, in feine Streifen geschnitten
- 1 Handvoll Koriander, gehackt
- 2 EL Reisessig
- 1-2 g Cannabisöl
- 1 TL Sojasauce
- 1 TL Sesamöl
- 1 TL Honig
- 1 rote Chili, fein gehackt (optional)
- Sesamkörner zur Garnierung

Zubereitungszeit:

15 Minuten

Schwierigkeitsgrad:

Einfach

Nährwertangaben pro Portion:

Kalorien: 160 kcal, Fett: 8 g, Kohlenhydrate: 16 g, Eiweiß: 3 g

Anleitung:

In einer Schüssel die Gurke, Karotten, Paprika und Koriander vermischen. Das Dressing aus Reisessig, Cannabisöl, Sojasauce, Sesamöl, Honig und Chili anrühren und über den Salat geben. Gut durchmischen und mit Sesamkörnern garnieren. Dieser Salat ist erfrischend, knackig und bringt ein bisschen Asia-Flair auf den Tisch – perfekt für eine leichte und würzige Mahlzeit!

12. Spinatsalat „Power auf dem Teller"

Zutaten (für 4 Portionen):

- 200 g Babyspinat
- 1 reife Birne, in Scheiben geschnitten
- 50 g Walnüsse, geröstet und grob gehackt
- 50 g Blauschimmelkäse, zerbröselt
- 2 EL Olivenöl
- 1-2 g Cannabisöl
- 1 TL Honig
- 1 EL Weißweinessig
- Salz und Pfeffer nach Geschmack

Zubereitungszeit:

15 Minuten

Schwierigkeitsgrad:

Einfach

Nährwertangaben pro Portion:

Kalorien: 280 kcal, Fett: 18 g, Kohlenhydrate: 20 g, Eiweiß: 6 g

Anleitung:

In einer Schüssel den Babyspinat mit Birnenscheiben, Walnüssen und Blauschimmelkäse vermischen. Das Dressing aus Olivenöl, Cannabisöl, Honig, Weißweinessig, Salz und Pfeffer anrühren und über den Salat geben. Gut durchmischen und direkt servieren. Dieser Salat ist eine wahre Powerbombe – reich an Nährstoffen und voller Geschmack!

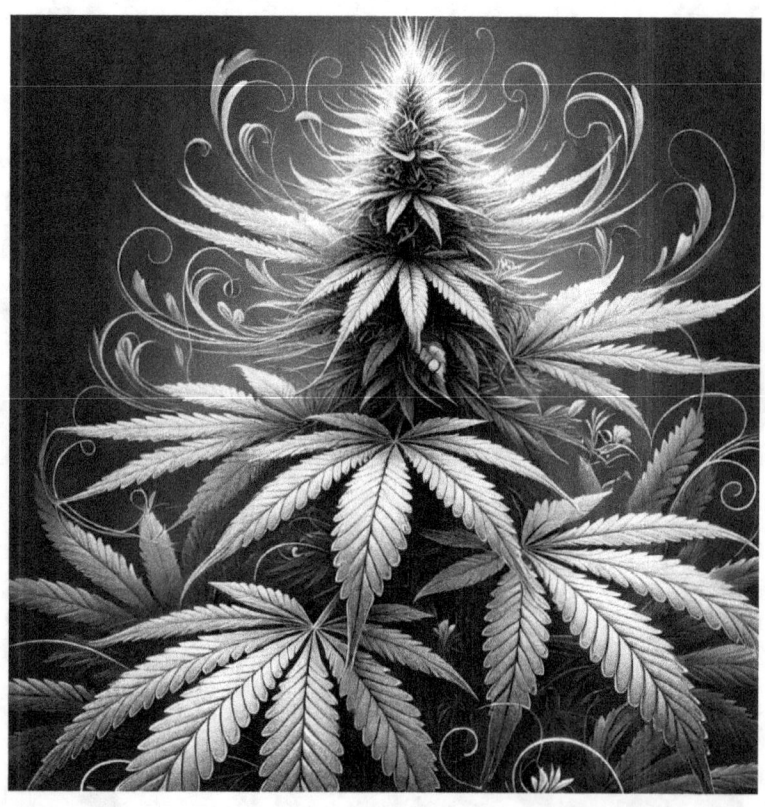

Vegetarische Hauptspeisen

1. Kichererbsen-Curry „Exotischer Seelenwärmer"

Zutaten (für 4 Portionen):

- 400 g Kichererbsen (aus der Dose, abgetropft)
- 1 Zwiebel, gewürfelt
- 2 Knoblauchzehen, gehackt
- 1 Stück Ingwer (ca. 3 cm), gerieben
- 1 EL Kokosöl
- 1 EL rote Currypaste
- 1 Dose (400 ml) Kokosmilch
- 200 g stückige Tomaten (aus der Dose)
- 1-2 g Cannabisbutter (nach Bedarf)
- 1 TL Garam Masala
- Salz und Pfeffer nach Geschmack
- Frischer Koriander zur Garnierung

Zubereitungszeit:

30 Minuten

Schwierigkeitsgrad:

Einfach

Nährwertangaben pro Portion:

Kalorien: 350 kcal, Fett: 20 g, Kohlenhydrate: 30 g, Eiweiß: 10 g

Anleitung:

Das Kokosöl in einer großen Pfanne erhitzen und die Zwiebel, Knoblauch und Ingwer darin anbraten. Die Currypaste hinzufügen und kurz anschwitzen. Kichererbsen, Kokosmilch und stückige Tomaten dazugeben und alles etwa 15 Minuten köcheln lassen. Garam Masala und Cannabisbutter einrühren und mit Salz und Pfeffer abschmecken. Das Curry mit frischem Koriander garnieren und servieren. Dieser Seelenwärmer entführt dich direkt nach Indien – wohltuend und lecker zugleich!

2. Auberginen-Lasagne „Mamma Mia!"

Zutaten (für 4 Portionen):

- 2 große Auberginen, in Scheiben geschnitten
- 1 Zwiebel, gewürfelt
- 2 Knoblauchzehen, gehackt
- 500 g passierte Tomaten
- 250 g Ricotta
- 100 g geriebener Parmesan
- 2 EL Olivenöl
- 1-2 g Cannabisbutter
- 1 TL Oregano
- Salz und Pfeffer nach Geschmack
- Frische Basilikumblätter zur Garnierung

Zubereitungszeit:

50 Minuten

Schwierigkeitsgrad:

Mittel

Nährwertangaben pro Portion:

Kalorien: 400 kcal, Fett: 28 g, Kohlenhydrate: 20 g, Eiweiß: 12 g

Anleitung:

Die Auberginenscheiben mit etwas Salz bestreuen und 10 Minuten ruhen lassen, dann abtupfen. In einer Pfanne die Zwiebel und den Knoblauch in Olivenöl anbraten. Passierte Tomaten und Oregano hinzufügen und etwa 10 Minuten köcheln lassen. Eine Auflaufform einfetten und schichtweise Auberginen, Tomatensauce, Ricotta und Parmesan einlegen. Die Cannabisbutter in kleinen Stücken darüber verteilen. Die letzte Schicht sollte Tomatensauce und Parmesan sein. Im vorgeheizten Ofen bei 180 °C etwa 30 Minuten backen. Mit frischem Basilikum garnieren und genießen. Diese Lasagne bringt dir das italienische Lebensgefühl direkt nach Hause!

3. Blumenkohl-Steak „Power auf dem Teller"

Zutaten (für 4 Portionen):

- 1 großer Blumenkohl, in dicke Scheiben geschnitten
- 2 EL Olivenöl
- 1-2 g Cannabisbutter
- 1 TL Paprikapulver
- 1 TL Kreuzkümmel
- Salz und Pfeffer nach Geschmack
- Frische Petersilie zur Garnierung
- Zitronenspalten zum Servieren

Zubereitungszeit:
35 Minuten

Schwierigkeitsgrad:
Einfach

Nährwertangaben pro Portion:
Kalorien: 250 kcal, Fett: 18 g, Kohlenhydrate: 15 g, Eiweiß: 5 g

Anleitung:

Den Backofen auf 200 °C vorheizen. Die Blumenkohl-Scheiben mit einer Mischung aus Olivenöl, Cannabisbutter, Paprikapulver, Kreuzkümmel, Salz und Pfeffer einreiben. Auf ein mit Backpapier ausgelegtes Blech legen und 30 Minuten backen, dabei einmal wenden. Mit frischer Petersilie bestreuen und mit Zitronenspalten servieren. Dieses Gericht zeigt, dass Blumenkohl mehr kann, als nur Beilage sein – es ist das wahre Power-Steak für Vegetarier!

4. Spaghetti Aglio e Olio „Pasta Perfetto"

Zutaten (für 4 Portionen):

- 400 g Spaghetti
- 4 Knoblauchzehen, in feine Scheiben geschnitten
- 1 rote Chili, fein gehackt (optional)
- 100 ml Olivenöl
- 1-2 g Cannabisöl
- 1 Bund frische Petersilie, gehackt
- Salz und Pfeffer nach Geschmack
- Frisch geriebener Parmesan zum Servieren

Zubereitungszeit:

20 Minuten

Schwierigkeitsgrad:

Einfach

Nährwertangaben pro Portion:

Kalorien: 450 kcal, Fett: 25 g, Kohlenhydrate: 50 g, Eiweiß: 10 g

Anleitung:

Die Spaghetti in Salzwasser al dente kochen. In einer großen Pfanne das Olivenöl erhitzen und den Knoblauch sowie die Chili darin bei niedriger Hitze braten, bis der Knoblauch goldbraun ist. Die abgetropften Spaghetti dazugeben und gut durchschwenken. Cannabisöl und gehackte Petersilie hinzufügen. Mit Salz, Pfeffer und Parmesan abschmecken. Diese Pasta ist schnell gemacht und beweist, dass weniger manchmal mehr ist – einfacher Genuss pur!

5. Gemüselasagne „Bunt und Gesund"

Zutaten (für 4 Portionen):

- 1 Zucchini, in Scheiben geschnitten
- 1 Aubergine, in Scheiben geschnitten
- 1 Paprika, in Streifen geschnitten
- 1 Zwiebel, gewürfelt
- 2 Knoblauchzehen, gehackt
- 500 g passierte Tomaten
- 250 g Ricotta
- 150 g geriebener Mozzarella
- 1 EL Olivenöl
- 1-2 g Cannabisbutter
- 1 TL Oregano
- Salz und Pfeffer nach Geschmack

Zubereitungszeit:

50 Minuten

Schwierigkeitsgrad:

Mittel

Nährwertangaben pro Portion:

Kalorien: 420 kcal, Fett: 25 g, Kohlenhydrate: 30 g, Eiweiß: 15 g

Anleitung:

Das Gemüse in einer Pfanne mit Olivenöl anbraten. Zwiebel und Knoblauch hinzufügen und kurz mitbraten. Passierte Tomaten und Oregano dazugeben und 10 Minuten köcheln lassen. In einer Auflaufform schichtweise das Gemüse, Tomatensauce, Ricotta und Mozzarella einlegen. Die Cannabisbutter in kleinen Stücken darüber verteilen. Im vorgeheizten Ofen bei 180 °C etwa 30 Minuten backen. Diese Lasagne ist eine farbenfrohe, gesunde Alternative zur klassischen Variante – und genauso lecker!

6. Linsen-Dal „Indischer Genuss"

Zutaten (für 4 Portionen):

- 200 g rote Linsen
- 1 Zwiebel, gewürfelt
- 2 Knoblauchzehen, gehackt
- 1 Stück Ingwer (ca. 2 cm), gerieben
- 1 EL Ghee oder Kokosöl
- 1 TL Kreuzkümmel
- 1 TL Kurkuma
- 400 ml Kokosmilch
- 1-2 g Cannabisbutter
- Salz und Pfeffer nach Geschmack
- Frischer Koriander zur Garnierung

Zubereitungszeit:

30 Minuten

Schwierigkeitsgrad:

Einfach

Nährwertangaben pro Portion:

Kalorien: 380 kcal, Fett: 20 g, Kohlenhydrate: 30 g, Eiweiß: 10 g

Anleitung:

Das Ghee in einer Pfanne erhitzen und die Zwiebel, Knoblauch und Ingwer darin anbraten. Kreuzkümmel und Kurkuma hinzufügen und kurz mitrösten. Die Linsen und Kokosmilch dazugeben und 20 Minuten köcheln lassen, bis die Linsen weich sind. Cannabisbutter einrühren und mit Salz und Pfeffer abschmecken. Mit frischem Koriander garnieren und servieren. Dieses Dal ist ein echtes Komfortgericht – würzig, cremig und einfach unwiderstehlich!

7. Ratatouille „Provenzalischer Genuss"

Zutaten (für 4 Portionen):

- 1 Zucchini, in Scheiben geschnitten
- 1 Aubergine, in Scheiben geschnitten
- 1 Paprika, in Streifen geschnitten
- 1 Zwiebel, gewürfelt
- 2 Knoblauchzehen, gehackt
- 500 g passierte Tomaten
- 1 EL Olivenöl
- 1-2 g Cannabisbutter
- 1 TL Thymian
- Salz und Pfeffer nach Geschmack
- Frische Basilikumblätter zur Garnierung

Zubereitungszeit:

40 Minuten

Schwierigkeitsgrad:

Einfach

Nährwertangaben pro Portion:

Kalorien: 250 kcal, Fett: 18 g, Kohlenhydrate: 15 g, Eiweiß: 4 g

Anleitung:

Das Gemüse in einer Pfanne mit Olivenöl anbraten. Zwiebel und Knoblauch hinzufügen und kurz mitbraten. Passierte Tomaten und Thymian hinzufügen und 15 Minuten köcheln lassen. Die Cannabisbutter einrühren und mit Salz und Pfeffer abschmecken. Mit frischem Basilikum garnieren und servieren. Dieses Ratatouille ist wie ein Kurzurlaub in der Provence – voller Aromen und mediterraner Lebensfreude!

8. Spinat-Ricotta-Knödel „Omas Geheimrezept"

Zutaten (für 4 Portionen):

- 250 g Spinat (frisch oder TK)
- 250 g Ricotta
- 100 g geriebener Parmesan
- 1 Ei
- 100 g Semmelbrösel
- 1 EL Butter
- 1-2 g Cannabisbutter
- Salz und Pfeffer nach Geschmack
- Muskatnuss nach Geschmack

Zubereitungszeit:

40 Minuten

Schwierigkeitsgrad:

Mittel

Nährwertangaben pro Portion:

Kalorien: 360 kcal, Fett: 22 g, Kohlenhydrate: 20 g, Eiweiß: 15 g

Anleitung:

Den Spinat blanchieren und gut abtropfen lassen, dann grob hacken. In einer Schüssel den Spinat mit Ricotta, Parmesan, Ei, Semmelbrösel, Salz, Pfeffer und Muskatnuss vermengen. Aus der Masse kleine Knödel formen. Die Knödel in kochendem Salzwasser etwa 10 Minuten garen. In einer Pfanne die Butter und Cannabisbutter zerlassen und die Knödel darin schwenken. Diese Knödel schmecken wie aus Omas Küche – herzhaft, sättigend und voller Wohlfühlfaktor!

9. Zucchini-Nudeln „Low Carb Love"

Zutaten (für 4 Portionen):

- 4 große Zucchini, spiralförmig geschnitten
- 1 Knoblauchzehe, gehackt
- 250 g Kirschtomaten, halbiert
- 100 g geriebener Parmesan
- 1 EL Olivenöl
- 1-2 g Cannabisöl
- Salz und Pfeffer nach Geschmack
- Frische Basilikumblätter zur Garnierung

Zubereitungszeit:

20 Minuten

Schwierigkeitsgrad:

Einfach

Nährwertangaben pro Portion:

Kalorien: 220 kcal, Fett: 15 g, Kohlenhydrate: 8 g, Eiweiß: 6 g

Anleitung:

Die Zucchini-Nudeln in einer Pfanne mit Olivenöl und Knoblauch kurz anbraten. Kirschtomaten hinzufügen und kurz mitbraten. Cannabisöl einrühren und mit Salz und Pfeffer abschmecken. Mit Parmesan und frischem Basilikum garnieren und servieren. Diese Zucchini-Nudeln sind nicht nur low carb, sondern auch vollgepackt mit Geschmack – perfekt für eine leichte, aber leckere Mahlzeit!

10. Veggie-Burger „Fleischlos glücklich"

Zutaten (für 4 Portionen):

- 400 g Kidneybohnen (aus der Dose, abgetropft)
- 1 Zwiebel, gewürfelt
- 2 Knoblauchzehen, gehackt
- 100 g Haferflocken
- 1 EL Tomatenmark
- 1 TL Paprikapulver
- 1-2 g Cannabisöl
- Salz und Pfeffer nach Geschmack
- 4 Vollkorn-Burgerbrötchen
- Salat, Tomaten und Gurken als Topping

Zubereitungszeit:

30 Minuten

Schwierigkeitsgrad:

Mittel

Nährwertangaben pro Portion:

Kalorien: 350 kcal, Fett: 15 g, Kohlenhydrate: 40 g, Eiweiß: 12 g

Anleitung:

Die Kidneybohnen in einer Schüssel grob zerdrücken. Zwiebel, Knoblauch, Haferflocken, Tomatenmark und Gewürze hinzufügen und zu einer festen Masse verkneten. Aus der Masse 4 Burger-Patties formen und in einer Pfanne mit etwas Öl von beiden Seiten goldbraun braten. Die Patties in den Brötchen mit Salat, Tomaten und Gurken anrichten. Dieser Burger ist nicht nur fleischlos, sondern auch vollgepackt mit Geschmack und Power!

11. Pilz-Risotto „Waldgeflüster"

Zutaten (für 4 Portionen):

- 300 g Risotto-Reis
- 1 Zwiebel, gewürfelt
- 2 Knoblauchzehen, gehackt
- 400 g gemischte Pilze (z.B. Champignons, Austernpilze), in Scheiben geschnitten
- 100 ml Weißwein
- 1 Liter Gemüsebrühe
- 1 EL Butter
- 1-2 g Cannabisbutter
- 50 g geriebener Parmesan
- Salz und Pfeffer nach Geschmack
- Frische Petersilie zur Garnierung

Zubereitungszeit:

40 Minuten

Schwierigkeitsgrad:

Mittel

Nährwertangaben pro Portion:

Kalorien: 450 kcal, Fett: 20 g, Kohlenhydrate: 50 g, Eiweiß: 12 g

Anleitung:

Die Zwiebel und den Knoblauch in Butter anbraten, dann den Risotto-Reis hinzufügen und kurz mitbraten. Mit Weißwein ablöschen und unter Rühren die Gemüsebrühe nach und nach hinzufügen, bis der Reis cremig ist. Die Pilze separat anbraten und zum Risotto geben. Cannabisbutter und Parmesan einrühren und mit Salz und Pfeffer abschmecken. Dieses Risotto bringt den Wald auf deinen Teller – cremig, aromatisch und einfach köstlich!

12. Kürbis-Gnocchi „Herbstliche Glückseligkeit"

Zutaten (für 4 Portionen):

- 500 g Kürbisfleisch (Hokkaido), in Würfeln
- 250 g Mehl
- 1 Ei
- 50 g geriebener Parmesan
- 1 EL Butter
- 1-2 g Cannabisbutter
- Salz und Pfeffer nach Geschmack
- Frische Salbeiblätter zur Garnierung

Zubereitungszeit:

45 Minuten

Schwierigkeitsgrad:

Mittel

Nährwertangaben pro Portion:

Kalorien: 360 kcal, Fett: 15 g, Kohlenhydrate: 45 g, Eiweiß: 8 g

Anleitung:

Den Kürbis in Salzwasser weich kochen und abtropfen lassen. Mit Mehl, Ei, Parmesan, Salz und Pfeffer zu einem Teig verkneten. Aus dem Teig kleine Gnocchi formen und in kochendem Salzwasser garen, bis sie an die Oberfläche steigen. In einer Pfanne Butter und Cannabisbutter zerlassen und die Gnocchi darin schwenken. Mit frischen Salbeiblättern garnieren. Diese Gnocchi sind ein echter Herbsttraum – goldgelb und einfach unwiderstehlich!

13. Shakshuka „Orientaler Genuss"

Zutaten (für 4 Portionen):

- 1 Zwiebel, gewürfelt
- 2 Knoblauchzehen, gehackt
- 1 rote Paprika, gewürfelt
- 1 gelbe Paprika, gewürfelt
- 1 Dose (400 g) stückige Tomaten
- 4 Eier
- 1 EL Olivenöl
- 1-2 g Cannabisöl
- 1 TL Kreuzkümmel
- 1 TL Paprikapulver
- Salz und Pfeffer nach Geschmack
- Frischer Koriander zur Garnierung

Zubereitungszeit:

30 Minuten

Schwierigkeitsgrad:

Einfach

Nährwertangaben pro Portion:

Kalorien: 320 kcal, Fett: 20 g, Kohlenhydrate: 15 g, Eiweiß: 12 g

Anleitung:

Die Zwiebel und den Knoblauch in Olivenöl anbraten. Paprika hinzufügen und kurz mitbraten. Die stückigen Tomaten, Kreuzkümmel und Paprikapulver hinzufügen und alles etwa 10 Minuten köcheln lassen. Mit einem Löffel Vertiefungen in die Sauce machen und die Eier hineingleiten lassen. Die Pfanne abdecken und die Eier stocken lassen. Cannabisöl einrühren und mit Salz, Pfeffer und frischem Koriander abschmecken. Diese Shakshuka bringt orientalisches Flair direkt auf den Frühstückstisch – perfekt für einen gemütlichen Brunch!

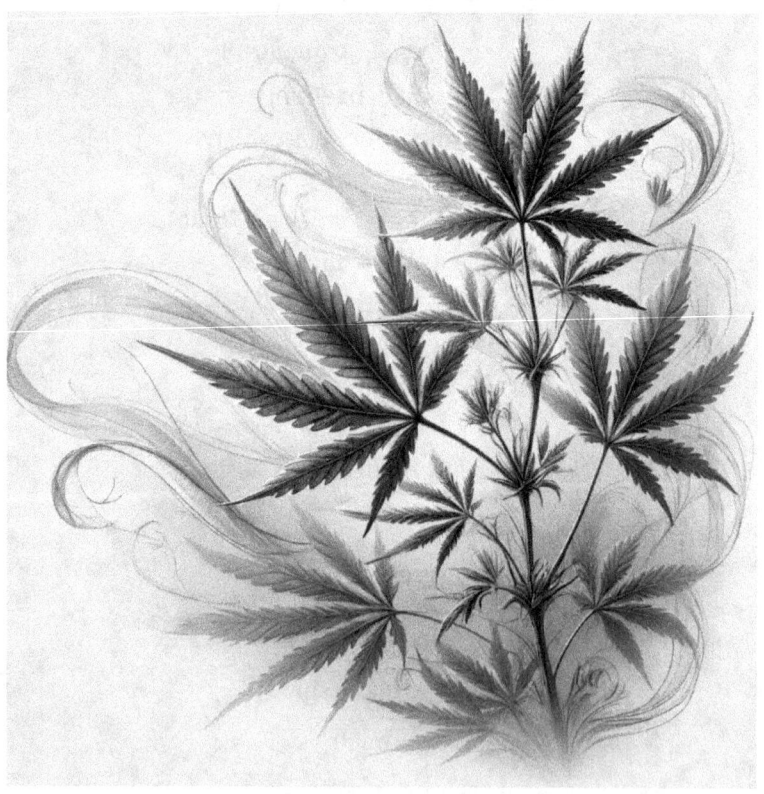

Hauptspeisen mit Fisch

1. Lachs mit Zitronen-Kräuterbutter „Fisch der Freude"

Zutaten (für 4 Portionen):

- 4 Lachsfilets (je ca. 150 g)
- 1 Zitrone, in Scheiben geschnitten
- 2 EL Butter
- 1-2 g Cannabisbutter
- 1 Knoblauchzehe, gehackt
- 1 Bund frische Dillzweige, gehackt
- Salz und Pfeffer nach Geschmack
- Zitronensaft zum Abschmecken

Zubereitungszeit:
20 Minuten

Schwierigkeitsgrad:
Einfach

Nährwertangaben pro Portion:
Kalorien: 350 kcal, Fett: 25 g, Kohlenhydrate: 2 g, Eiweiß: 30 g

Anleitung:

Den Backofen auf 180 °C vorheizen. Die Lachsfilets auf ein mit Backpapier ausgelegtes Blech legen, mit Salz und Pfeffer würzen und die Zitronenscheiben darauf verteilen. In einer Pfanne die Butter, Cannabisbutter und den gehackten Knoblauch schmelzen, bis sie duften. Den Dill einrühren und die Mischung über den Lachs gießen. Den Lachs für ca. 15 Minuten backen, bis er zart ist. Mit einem Spritzer Zitronensaft servieren und genießen – dieser Lachs schmeckt nach purem Genuss und einem Hauch von Luxus!

2. Thunfisch-Steak mit Sesamkruste „Asia-Kick"

Zutaten (für 4 Portionen):

- 4 Thunfisch-Steaks (je ca. 150 g)
- 3 EL helle und dunkle Sesamsamen, gemischt
- 2 EL Sojasauce
- 1-2 g Cannabisöl
- 1 TL Honig
- 1 EL Sesamöl
- 1 TL Ingwer, gerieben
- 1 Knoblauchzehe, gehackt
- Frischer Koriander zur Garnierung

Zubereitungszeit:

15 Minuten

Schwierigkeitsgrad:

Mittel

Nährwertangaben pro Portion:

Kalorien: 300 kcal, Fett: 20 g, Kohlenhydrate: 4 g, Eiweiß: 28 g

Anleitung:

Sojasauce, Cannabisöl, Honig, Sesamöl, Ingwer und Knoblauch in einer Schüssel verrühren. Die Thunfisch-Steaks darin marinieren und für 10 Minuten ziehen lassen. Die Sesamsamen auf einem Teller verteilen und die Steaks darin wenden, sodass sie gut bedeckt sind. In einer heißen Pfanne die Steaks je nach gewünschter Garstufe von jeder Seite 1-2 Minuten braten. Mit frischem Koriander garnieren und servieren. Dieser Thunfisch-Steak hat nicht nur Biss, sondern auch eine knackige Sesamkruste – wie eine kulinarische Reise nach Fernost!

3. Kabeljau in Senf-Dill-Sauce „Nordischer Klassiker"

Zutaten (für 4 Portionen):

- 4 Kabeljaufilets (je ca. 150 g)
- 2 EL Butter
- 1-2 g Cannabisbutter
- 2 EL grober Senf
- 200 ml Sahne
- 1 Bund frischer Dill, gehackt
- Salz und Pfeffer nach Geschmack
- Zitronensaft zum Abschmecken

Zubereitungszeit:

25 Minuten

Schwierigkeitsgrad:

Einfach

Nährwertangaben pro Portion:

Kalorien: 380 kcal, Fett: 30 g, Kohlenhydrate: 3 g, Eiweiß: 22 g

Anleitung:

Die Kabeljaufilets mit Salz und Pfeffer würzen und in einer Pfanne in Butter und Cannabisbutter anbraten, bis sie leicht goldbraun sind. Herausnehmen und warm halten. In der gleichen Pfanne den Senf und die Sahne verrühren, bis die Sauce leicht eindickt. Den Dill einrühren und die Filets wieder in die Pfanne geben. Kurz erwärmen und mit Zitronensaft abschmecken. Diese nordische Kreation bringt den Geschmack des Meeres auf deinen Teller – herzhaft, cremig und unglaublich lecker!

4. Garnelen-Pasta „Deluxe"

Zutaten (für 4 Portionen):

- 🌿 400 g Spaghetti
- 🌿 300 g Garnelen, geschält und entdarmt
- 🌿 2 Knoblauchzehen, gehackt
- 🌿 1 Zitrone, abgeriebene Schale und Saft
- 🌿 2 EL Olivenöl
- 🌿 1-2 g Cannabisöl
- 🌿 100 ml Sahne
- 🌿 Salz und Pfeffer nach Geschmack
- 🌿 Frische Petersilie zur Garnierung

Zubereitungszeit:

25 Minuten

Schwierigkeitsgrad:

Einfach

Nährwertangaben pro Portion:

Kalorien: 480 kcal, Fett: 20 g, Kohlenhydrate: 55 g, Eiweiß: 20 g

Anleitung:

Die Spaghetti nach Packungsanweisung al dente kochen. In einer großen Pfanne Olivenöl und Cannabisöl erhitzen und den Knoblauch darin anschwitzen. Die Garnelen hinzufügen und 3-4 Minuten braten, bis sie rosa und gar sind. Zitronenschale und -saft sowie die Sahne hinzufügen und kurz aufkochen lassen. Die abgetropften Spaghetti unter die Sauce mischen und gut durchschwenken. Mit Salz, Pfeffer und frischer Petersilie abschmecken. Diese Garnelen-Pasta ist pure Verwöhnung – ein Gericht, das jeden Pasta-Liebhaber glücklich macht!

5. Gebratener Heilbutt mit Tomaten-Oliven-Salsa „Mittelmeertraum"

Zutaten (für 4 Portionen):

- 4 Heilbuttfilets (je ca. 150 g)
- 200 g Kirschtomaten, halbiert
- 1 Handvoll schwarze Oliven, entsteint und halbiert
- 1 Zwiebel, fein gewürfelt
- 2 EL Olivenöl
- 1-2 g Cannabisöl
- 1 TL Kapern
- Salz und Pfeffer nach Geschmack
- Frischer Basilikum zur Garnierung

Zubereitungszeit:

20 Minuten

Schwierigkeitsgrad:

Einfach

Nährwertangaben pro Portion:

Kalorien: 350 kcal, Fett: 22 g, Kohlenhydrate: 5 g, Eiweiß: 30 g

Anleitung:

Die Heilbuttfilets mit Salz und Pfeffer würzen und in einer Pfanne mit etwas Olivenöl anbraten, bis sie durchgegart sind. In einer separaten Pfanne die Zwiebeln in Olivenöl und Cannabisöl anschwitzen, dann die Kirschtomaten, Oliven und Kapern hinzufügen und kurz mitbraten. Die Salsa über die Heilbuttfilets geben und mit frischem Basilikum garnieren. Diese mediterrane Kreation entführt dich gedanklich direkt an die Küste – einfach, schnell und herrlich aromatisch!

6. Seelachs auf Kartoffelkruste „Knuspervergnügen"

Zutaten (für 4 Portionen):

- 4 Seelachsfilets (je ca. 150 g)
- 4 große Kartoffeln, gerieben
- 1 Ei
- 2 EL Mehl
- 2 EL Butter
- 1-2 g Cannabisbutter
- Salz und Pfeffer nach Geschmack
- Frische Petersilie zur Garnierung

Zubereitungszeit:

35 Minuten

Schwierigkeitsgrad:

Mittel

Nährwertangaben pro Portion:

Kalorien: 400 kcal, Fett: 22 g, Kohlenhydrate: 30 g, Eiweiß: 20 g

Anleitung:

Die geriebenen Kartoffeln mit Ei, Mehl, Salz und Pfeffer vermischen. Die Seelachsfilets auf beiden Seiten leicht mit Mehl bestäuben und dann in der Kartoffelmischung wälzen, bis sie gut bedeckt sind. In einer Pfanne die Butter und Cannabisbutter erhitzen und die Filets von beiden Seiten goldbraun braten. Mit frischer Petersilie garnieren und servieren. Diese knusprige Kombination aus Fisch und Kartoffeln bringt herrlichen Geschmack und Textur in dein Gericht – außen knusprig, innen zart!

7. Zitronen-Knoblauch-Scholle „Leicht und lecker"

Zutaten (für 4 Portionen):

- 4 Schollenfilets (je ca. 150 g)
- 1 Zitrone, abgeriebene Schale und Saft
- 3 Knoblauchzehen, gehackt
- 2 EL Olivenöl
- 1-2 g Cannabisöl
- 1 TL Honig
- Salz und Pfeffer nach Geschmack
- Frische Dillzweige zur Garnierung

Zubereitungszeit:

20 Minuten

Schwierigkeitsgrad:

Einfach

Nährwertangaben pro Portion:

Kalorien: 320 kcal, Fett: 18 g, Kohlenhydrate: 5 g, Eiweiß: 28 g

Anleitung:

Die Schollenfilets mit Salz und Pfeffer würzen. In einer Pfanne Olivenöl und Cannabisöl erhitzen und den Knoblauch darin anbraten. Die Filets hinzufügen und 3-4 Minuten pro Seite braten. Zitronenschale, -saft und Honig einrühren und die Filets damit glasieren. Mit frischem Dill garnieren und servieren. Dieses Gericht ist leicht und erfrischend – perfekt für ein schnelles und gesundes Abendessen!

8. Paella mit Meeresfrüchten „Spanischer Sommer"

Zutaten (für 4 Portionen):

- 300 g Paella-Reis
- 500 g gemischte Meeresfrüchte (z.B. Muscheln, Garnelen, Tintenfischringe)
- 1 rote Paprika, gewürfelt
- 1 Zwiebel, gewürfelt
- 2 Knoblauchzehen, gehackt
- 1 Dose (400 g) stückige Tomaten
- 750 ml Fischfond
- 1 TL Paprikapulver
- 1-2 g Cannabisöl
- 1 TL Safranfäden
- Salz und Pfeffer nach Geschmack
- Frische Petersilie zur Garnierung

Zubereitungszeit:

40 Minuten

Schwierigkeitsgrad:

Mittel

Nährwertangaben pro Portion:

Kalorien: 450 kcal, Fett: 18 g, Kohlenhydrate: 50 g, Eiweiß: 25 g

Anleitung:

In einer großen Pfanne Olivenöl und Cannabisöl erhitzen und Zwiebel, Knoblauch sowie Paprika anbraten. Paella-Reis hinzufügen und kurz mitrösten. Mit Fischfond und den stückigen Tomaten ablöschen, Safranfäden und Paprikapulver einrühren und etwa 20 Minuten köcheln lassen. Die

Meeresfrüchte dazugeben und weitere 10 Minuten garen, bis alles durch ist. Mit Salz, Pfeffer und frischer Petersilie abschmecken. Diese Paella bringt den spanischen Sommer auf deinen Tisch – ein Fest für alle Sinne!

9. Lachs-Spinat-Quiche „Cremig und knusprig"

Zutaten (für 4 Portionen):

- 1 Rolle Blätterteig
- 200 g geräucherter Lachs, in Streifen geschnitten
- 200 g frischer Spinat
- 200 ml Sahne
- 3 Eier
- 100 g geriebener Käse (z.B. Gouda)
- 1 EL Butter
- 1-2 g Cannabisbutter
- Salz und Pfeffer nach Geschmack
- Muskatnuss nach Geschmack

Zubereitungszeit:

50 Minuten

Schwierigkeitsgrad:

Mittel

Nährwertangaben pro Portion:

Kalorien: 500 kcal, Fett: 35 g, Kohlenhydrate: 30 g, Eiweiß: 20 g

Anleitung:

Den Blätterteig in eine Quicheform legen und den Rand hochziehen. Den Spinat in einer Pfanne mit Butter und Cannabisbutter zusammenfallen lassen und mit Salz, Pfeffer und Muskat würzen. Den Lachs auf dem Teigboden verteilen, dann den Spinat darübergeben. Sahne, Eier und geriebenen Käse verquirlen und darüber gießen. Die Quiche im vorgeheizten Ofen bei 180 °C etwa 35 Minuten backen, bis sie goldbraun ist. Diese Quiche ist ein echter Genuss – cremig, herzhaft und perfekt für ein gemütliches Abendessen!

10. Schwertfisch mit Mango-Avocado-Salsa „Fruchtiger Genuss"

Zutaten (für 4 Portionen):

- 4 Schwertfisch-Steaks (je ca. 150 g)
- 1 reife Mango, gewürfelt
- 2 Avocados, gewürfelt
- 1 rote Zwiebel, fein gewürfelt
- 1 Limette, Saft
- 1-2 g Cannabisöl
- Salz und Pfeffer nach Geschmack
- Frischer Koriander zur Garnierung

Zubereitungszeit:

25 Minuten

Schwierigkeitsgrad:

Einfach

Nährwertangaben pro Portion:

Kalorien: 400 kcal, Fett: 25 g, Kohlenhydrate: 15 g, Eiweiß: 30 g

Anleitung:

Die Schwertfisch-Steaks mit Salz und Pfeffer würzen und in einer heißen Pfanne mit etwas Öl von beiden Seiten je 4-5 Minuten braten. Für die Salsa Mango, Avocado, rote Zwiebel, Limettensaft und Cannabisöl vermischen und mit Salz und Pfeffer abschmecken. Den Schwertfisch mit der Salsa anrichten und mit frischem Koriander garnieren. Dieses Gericht kombiniert perfekt den würzigen Geschmack des Fisches mit der fruchtigen Frische der Salsa – ein echter Hit!

11. Forelle Müllerin „Klassisch gut"

Zutaten (für 4 Portionen):

- 4 ganze Forellen, ausgenommen und gewaschen
- 4 EL Mehl
- 2 EL Butter
- 1-2 g Cannabisbutter
- 1 Zitrone, in Scheiben geschnitten
- Salz und Pfeffer nach Geschmack
- Frische Petersilie zur Garnierung

Zubereitungszeit:

30 Minuten

Schwierigkeitsgrad:

Einfach

Nährwertangaben pro Portion:

Kalorien: 350 kcal, Fett: 22 g, Kohlenhydrate: 5 g, Eiweiß: 30 g

Anleitung:

Die Forellen innen und außen mit Salz und Pfeffer würzen und in Mehl wenden. In einer Pfanne Butter und Cannabisbutter erhitzen und die Forellen von beiden Seiten goldbraun braten. Mit Zitronenscheiben und frischer Petersilie servieren. Dieser Klassiker ist einfach, aber immer wieder lecker – perfekt für ein rustikales und doch raffiniertes Abendessen!

12. Fisch-Tacos „Fiesta auf dem Teller"

Zutaten (für 4 Portionen):

- 400 g weißes Fischfilet (z.B. Kabeljau), in Streifen geschnitten
- 8 kleine Tortillas
- 1 rote Zwiebel, in feine Ringe geschnitten
- 1 Avocado, gewürfelt
- 1 Limette, Saft
- 1-2 g Cannabisöl
- 1 TL Paprikapulver
- 1 TL Kreuzkümmel
- Salz und Pfeffer nach Geschmack
- Frischer Koriander zur Garnierung

Zubereitungszeit:

20 Minuten

Schwierigkeitsgrad:

Einfach

Nährwertangaben pro Portion:

Kalorien: 350 kcal, Fett: 18 g, Kohlenhydrate: 30 g, Eiweiß: 15 g

Anleitung:

Die Fischstreifen mit Paprikapulver, Kreuzkümmel, Salz und Pfeffer würzen und in einer Pfanne mit etwas Öl anbraten. Die Tortillas kurz erwärmen. In einer Schüssel Avocado, rote Zwiebel, Limettensaft und Cannabisöl vermischen. Die Fischstreifen in die Tortillas legen, mit der Avocado-Zwiebel-Mischung toppen und mit frischem Koriander garnieren. Diese Tacos bringen eine Fiesta direkt auf deinen Teller – würzig, frisch und einfach unwiderstehlich!

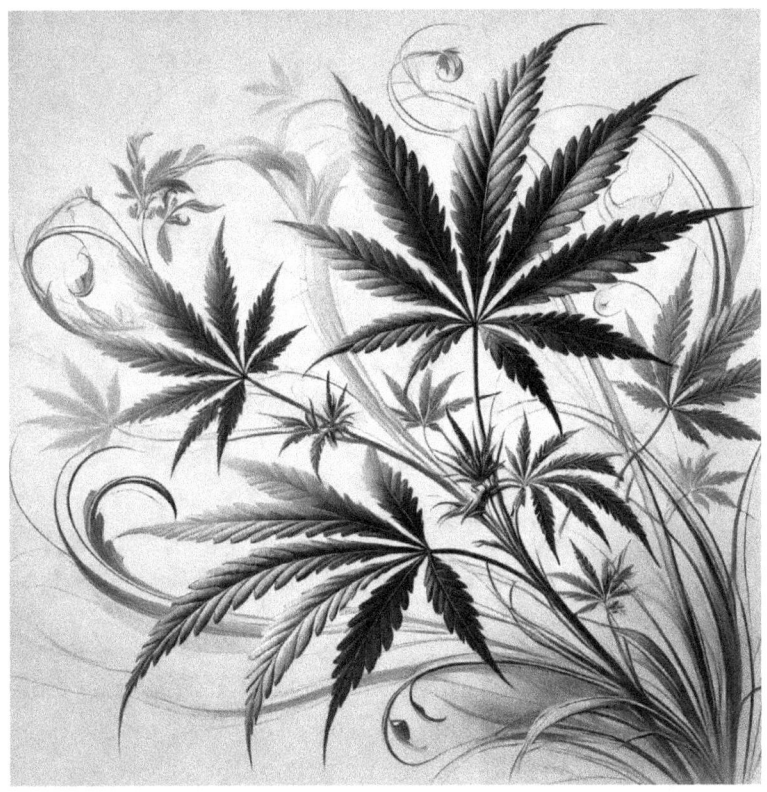

Hauptspeisen mit Fleisch

1. Hähnchenbrust in Zitronen-Kräuter-Sauce „Sommer auf dem Teller"

Zutaten (für 4 Portionen):

- 4 Hähnchenbrustfilets (je ca. 150 g)
- 2 EL Olivenöl
- 1-2 g Cannabisöl
- Saft und Schale von 2 Zitronen
- 2 Knoblauchzehen, gehackt
- 200 ml Sahne
- 1 TL Dijon-Senf
- Frische Thymianzweige
- Salz und Pfeffer nach Geschmack

Zubereitungszeit:

30 Minuten

Schwierigkeitsgrad:

Einfach

Nährwertangaben pro Portion:

Kalorien: 420 kcal, Fett: 25 g, Kohlenhydrate: 5 g, Eiweiß: 40 g

Anleitung:

Die Hähnchenbrustfilets mit Salz und Pfeffer würzen. In einer großen Pfanne Olivenöl und Cannabisöl erhitzen und die Filets von beiden Seiten goldbraun braten. Herausnehmen und warm halten. In derselben Pfanne Knoblauch, Zitronensaft und -schale anbraten, dann Sahne und Dijon-Senf hinzufügen und aufkochen lassen. Die Hähnchenbrust zurück in die Pfanne legen und bei niedriger Hitze etwa 10 Minuten köcheln lassen. Mit frischem Thymian garnieren und servieren. Dieser Teller bringt dir den Sommer ins Haus – spritzig, frisch und einfach lecker!

2. Rindergulasch „Omas Klassiker"

Zutaten (für 4 Portionen):

- 600 g Rindergulasch, gewürfelt
- 2 Zwiebeln, gewürfelt
- 3 Knoblauchzehen, gehackt
- 2 EL Butterschmalz
- 1-2 g Cannabisbutter
- 2 EL Tomatenmark
- 500 ml Rinderbrühe
- 200 ml Rotwein
- 1 TL Paprikapulver, edelsüß
- 1 TL Majoran
- Salz und Pfeffer nach Geschmack
- Frische Petersilie zur Garnierung

Zubereitungszeit:

2 Stunden (inkl. Schmorzeit)

Schwierigkeitsgrad:

Mittel

Nährwertangaben pro Portion:

Kalorien: 450 kcal, Fett: 25 g, Kohlenhydrate: 10 g, Eiweiß: 35 g

Anleitung:

Das Butterschmalz in einem großen Topf erhitzen und das Gulasch darin rundum anbraten. Zwiebeln und Knoblauch hinzufügen und kurz mitbraten. Tomatenmark einrühren und mit Rotwein ablöschen. Die Rinderbrühe angießen, Paprikapulver und Majoran hinzufügen und das Gulasch bei niedriger Hitze etwa 90 Minuten schmoren lassen. Vor dem Servieren die Cannabisbutter unterrühren und mit Salz und Pfeffer abschmecken. Mit frischer Petersilie garnieren. Dieses Gulasch schmeckt wie bei Oma – herzhaft, würzig und so richtig wohlig warm!

3. Hähnchen-Tikka-Masala „Indische Gaumenfreude"

Zutaten (für 4 Portionen):

- 600 g Hähnchenbrust, in Stücke geschnitten
- 200 g Naturjoghurt
- 2 TL Garam Masala
- 1 Zwiebel, gewürfelt
- 3 Knoblauchzehen, gehackt
- 1 Stück Ingwer (ca. 3 cm), gerieben
- 2 EL Ghee oder Pflanzenöl
- 1-2 g Cannabisöl
- 400 g passierte Tomaten
- 200 ml Kokosmilch
- 1 TL Kurkuma
- 1 TL Kreuzkümmel
- Salz und Pfeffer nach Geschmack
- Frischer Koriander zur Garnierung

Zubereitungszeit:

40 Minuten

Schwierigkeitsgrad:

Mittel

Nährwertangaben pro Portion:

Kalorien: 500 kcal, Fett: 30 g, Kohlenhydrate: 15 g, Eiweiß: 35 g

Anleitung:

Das Hähnchen in Joghurt und Garam Masala marinieren und mindestens 30 Minuten ziehen lassen. In einer Pfanne das Ghee und Cannabisöl erhitzen und Zwiebel, Knoblauch und Ingwer darin anbraten. Das marinierte Hähnchen hinzufügen und rundum anbraten. Passierte Tomaten, Kokosmilch und Gewürze einrühren und etwa 20 Minuten köcheln lassen, bis das Hähnchen zart ist. Mit frischem Koriander garnieren und servieren. Dieses Tikka Masala bringt den Zauber Indiens direkt auf deinen Tisch – würzig, cremig und voller Geschmack!

4. Wiener Schnitzel „Der Klassiker"

Zutaten (für 4 Portionen):

- 4 Kalbsschnitzel (je ca. 150 g)
- 2 Eier
- 100 g Mehl
- 100 g Semmelbrösel
- 2 EL Butter
- 1-2 g Cannabisbutter
- Salz und Pfeffer nach Geschmack
- Zitronenscheiben zum Servieren

Zubereitungszeit:

25 Minuten

Schwierigkeitsgrad:

Einfach

Nährwertangaben pro Portion:

Kalorien: 450 kcal, Fett: 25 g, Kohlenhydrate: 30 g, Eiweiß: 25 g

Anleitung:

Die Schnitzel flach klopfen und leicht mit Salz und Pfeffer würzen. Nacheinander in Mehl, verquirlten Eiern und Semmelbröseln wenden. In einer Pfanne Butter und Cannabisbutter erhitzen und die Schnitzel darin goldbraun braten. Mit Zitronenscheiben servieren. Dieses Wiener Schnitzel ist ein echter Klassiker – außen knusprig, innen zart und einfach unwiderstehlich!

5. Chili con Carne „Feuriger Genuss"

Zutaten (für 4 Portionen):

- 500 g Rinderhackfleisch
- 1 Zwiebel, gewürfelt
- 2 Knoblauchzehen, gehackt
- 1 rote Paprika, gewürfelt
- 1 Dose Kidneybohnen (400 g), abgetropft
- 1 Dose Mais (400 g), abgetropft
- 1 Dose stückige Tomaten (400 g)
- 2 EL Tomatenmark
- 1 EL Olivenöl
- 1-2 g Cannabisöl
- 1 TL Paprikapulver
- 1 TL Kreuzkümmel
- Salz und Pfeffer nach Geschmack
- Frischer Koriander zur Garnierung

Zubereitungszeit:
35 Minuten

Schwierigkeitsgrad:
Einfach

Nährwertangaben pro Portion:
Kalorien: 500 kcal, Fett: 25 g, Kohlenhydrate: 35 g, Eiweiß: 30 g

Anleitung:
In einer großen Pfanne Olivenöl und Cannabisöl erhitzen und Zwiebel sowie Knoblauch darin anbraten. Das Rinderhackfleisch hinzufügen und krümelig braten. Paprika, Tomatenmark, stückige Tomaten, Bohnen und Mais einrühren und mit Paprikapulver, Kreuzkümmel, Salz und Pfeffer würzen. Etwa 20 Minuten köcheln lassen, bis alles gut durchgezogen ist. Mit frischem Koriander garnieren. Dieses Chili bringt ordentlich Feuer auf den Tisch – herzhaft, würzig und voller Aromen!

6. Hähnchen-Cordon-Bleu „Gefüllter Genuss"

Zutaten (für 4 Portionen):

- 4 Hähnchenbrustfilets
- 4 Scheiben Kochschinken
- 4 Scheiben Gouda
- 2 Eier
- 100 g Mehl
- 100 g Semmelbrösel
- 2 EL Butter
- 1-2 g Cannabisbutter
- Salz und Pfeffer nach Geschmack
- Zitronenscheiben zum Servieren

Zubereitungszeit:

35 Minuten

Schwierigkeitsgrad:

Mittel

Nährwertangaben pro Portion:

Kalorien: 550 kcal, Fett: 35 g, Kohlenhydrate: 30 g, Eiweiß: 35 g

Anleitung:

Die Hähnchenbrustfilets aufschneiden und mit Schinken und Käse füllen. Mit Zahnstochern fixieren. Die gefüllten Filets nacheinander in Mehl, verquirlten Eiern und Semmelbröseln wenden. In einer Pfanne Butter und Cannabisbutter erhitzen und die Cordon-Bleus von beiden Seiten goldbraun braten. Mit Zitronenscheiben servieren. Dieses Cordon Bleu ist ein gefüllter Traum – saftig, knusprig und einfach unwiderstehlich!

7. Rindersteak mit Pfeffersauce „Der Klassiker"

Zutaten (für 4 Portionen):

- 4 Rindersteaks (je ca. 200 g)
- 2 EL Butter
- 1-2 g Cannabisbutter
- 200 ml Sahne
- 2 EL grüner Pfeffer (aus dem Glas)
- 1 Schuss Cognac
- Salz und Pfeffer nach Geschmack
- Frische Petersilie zur Garnierung

Zubereitungszeit:

20 Minuten

Schwierigkeitsgrad:

Mittel

Nährwertangaben pro Portion:

Kalorien: 600 kcal, Fett: 45 g, Kohlenhydrate: 5 g, Eiweiß: 40 g

Anleitung:

Die Steaks mit Salz und Pfeffer würzen und in einer heißen Pfanne in Butter und Cannabisbutter nach Wunsch medium, rare oder well done braten. Die Steaks herausnehmen und warm halten. In der gleichen Pfanne den Cognac kurz erhitzen, dann Sahne und grünen Pfeffer einrühren und etwa 5 Minuten köcheln lassen. Die Sauce über die Steaks gießen und mit frischer Petersilie garnieren. Dieses Steak mit Pfeffersauce ist der Inbegriff von Genuss – zartes Fleisch und eine würzige Sauce, die perfekt harmonieren!

8. Schweinefilet mit Pilzrahmsauce „Herbstlicher Genuss"

Zutaten (für 4 Portionen):

- 600 g Schweinefilet, in Medaillons geschnitten
- 200 g Champignons, in Scheiben geschnitten
- 1 Zwiebel, gewürfelt
- 2 EL Butter
- 1-2 g Cannabisbutter
- 200 ml Sahne
- 100 ml Weißwein
- Salz und Pfeffer nach Geschmack
- Frische Petersilie zur Garnierung

Zubereitungszeit:

30 Minuten

Schwierigkeitsgrad:

Mittel

Nährwertangaben pro Portion:

Kalorien: 450 kcal, Fett: 30 g, Kohlenhydrate: 5 g, Eiweiß: 35 g

Anleitung:

Die Schweinemedaillons mit Salz und Pfeffer würzen und in einer Pfanne in Butter und Cannabisbutter von beiden Seiten goldbraun braten. Herausnehmen und warm halten. In derselben Pfanne Zwiebel und Champignons anbraten, dann mit Weißwein ablöschen und Sahne einrühren. Alles etwa 10 Minuten köcheln lassen. Die Medaillons zurück in die Pfanne geben und kurz erwärmen. Mit frischer Petersilie garnieren. Diese Kombination aus zartem Schweinefilet und cremiger Pilzrahmsauce ist herbstlicher Genuss pur!

9. Enchiladas mit Hackfleisch „Mexikanische Fiesta"

Zutaten (für 4 Portionen):

- 500 g Rinderhackfleisch
- 1 Zwiebel, gewürfelt
- 2 Knoblauchzehen, gehackt
- 1 rote Paprika, gewürfelt
- 1 Dose stückige Tomaten (400 g)
- 8 Tortillas
- 200 g geriebener Käse
- 2 EL Olivenöl
- 1-2 g Cannabisöl
- 1 TL Paprikapulver
- 1 TL Kreuzkümmel
- Salz und Pfeffer nach Geschmack
- Frischer Koriander zur Garnierung

Zubereitungszeit:

40 Minuten

Schwierigkeitsgrad:

Mittel

Nährwertangaben pro Portion:

Kalorien: 550 kcal, Fett: 30 g, Kohlenhydrate: 45 g, Eiweiß: 25 g

Anleitung:

Das Hackfleisch in einer Pfanne mit Olivenöl und Cannabisöl anbraten. Zwiebel, Knoblauch und Paprika hinzufügen und kurz mitbraten. Die stückigen Tomaten sowie Gewürze einrühren und etwa 15 Minuten köcheln lassen. Die Mischung auf die Tortillas verteilen, aufrollen und in eine Auflaufform legen. Mit geriebenem Käse bestreuen und im vorgeheizten Ofen bei 180 °C etwa 15 Minuten backen, bis der Käse goldbraun ist. Mit frischem Koriander garnieren. Diese Enchiladas bringen Mexiko direkt auf den Tisch – würzig, käsig und einfach ein Genuss!

10. Lammkoteletts mit Kräuterkruste „Edler Genuss"

Zutaten (für 4 Portionen):

- 8 Lammkoteletts
- 2 EL Olivenöl
- 1-2 g Cannabisöl
- 100 g Semmelbrösel
- 2 Knoblauchzehen, gehackt
- 1 Bund frische Kräuter (z.B. Thymian, Rosmarin, Petersilie), gehackt
- 2 EL Butter
- Salz und Pfeffer nach Geschmack
- Zitronenscheiben zum Servieren

Zubereitungszeit:

30 Minuten

Schwierigkeitsgrad:

Mittel

Nährwertangaben pro Portion:

Kalorien: 500 kcal, Fett: 35 g, Kohlenhydrate: 10 g, Eiweiß: 35 g

Anleitung:

Die Lammkoteletts mit Salz und Pfeffer würzen und in einer Pfanne mit Olivenöl und Cannabisöl von beiden Seiten scharf anbraten. In einer Schüssel Semmelbrösel, gehackten Knoblauch, Kräuter und Butter vermischen. Die Koteletts mit der Mischung bestreichen und im vorgeheizten Ofen bei 200 °C etwa 10 Minuten backen, bis sie goldbraun sind. Mit Zitronenscheiben servieren. Diese Lammkoteletts sind ein edler Genuss – zart, aromatisch und einfach perfekt für ein besonderes Abendessen!

11. Rinderrouladen „Hausmannskost deluxe"

Zutaten (für 4 Portionen):

- 4 große Rinderrouladen
- 4 Scheiben Speck
- 4 Gewürzgurken, in Streifen geschnitten
- 2 Zwiebeln, gewürfelt
- 2 EL Senf
- 2 EL Butterschmalz
- 1-2 g Cannabisbutter
- 500 ml Rinderbrühe
- 200 ml Rotwein
- Salz und Pfeffer nach Geschmack
- Frische Petersilie zur Garnierung

Zubereitungszeit:
2 Stunden (inkl. Schmorzeit)

Schwierigkeitsgrad:
Mittel

Nährwertangaben pro Portion:
Kalorien: 550 kcal, Fett: 35 g, Kohlenhydrate: 10 g, Eiweiß: 40 g

Anleitung:

Die Rouladen mit Salz und Pfeffer würzen, mit Senf bestreichen und jeweils mit einer Scheibe Speck, Gurkenstreifen und Zwiebeln belegen. Aufrollen und mit Küchengarn fixieren. In einem großen Topf Butterschmalz und Cannabisbutter erhitzen und die Rouladen rundum anbraten. Mit Rotwein und Rinderbrühe ablöschen und bei niedriger Hitze etwa 90 Minuten schmoren lassen. Mit frischer Petersilie garnieren. Diese Rinderrouladen sind echte Hausmannskost – herzhaft, würzig und ein echter Klassiker!

12. Hähnchenschenkel mit Honig-Senf-Marinade „Knuspertraum"

Zutaten (für 4 Portionen):

- 8 Hähnchenschenkel
- 3 EL Honig
- 2 EL Senf
- 1-2 g Cannabisöl
- 1 EL Sojasauce
- 2 Knoblauchzehen, gehackt
- 1 TL Paprikapulver
- Salz und Pfeffer nach Geschmack
- Frische Thymianzweige zur Garnierung

Zubereitungszeit:

45 Minuten

Schwierigkeitsgrad:

Einfach

Nährwertangaben pro Portion:

Kalorien: 500 kcal, Fett: 30 g, Kohlenhydrate: 20 g, Eiweiß: 35 g

Anleitung:

Honig, Senf, Cannabisöl, Sojasauce, Knoblauch und Paprikapulver in einer Schüssel vermischen. Die Hähnchenschenkel mit der Marinade einreiben und im vorgeheizten Ofen bei 200 °C etwa 40 Minuten backen, bis sie knusprig und durchgegart sind. Mit frischem Thymian garnieren. Diese Hähnchenschenkel sind ein echter Knuspertraum – saftig, süß-würzig und einfach unwiderstehlich!

13. Schweinebraten mit Biersauce „Rustikaler Genuss"

Zutaten (für 4 Portionen):

- 1,2 kg Schweinebraten (z.B. Nacken)
- 2 Zwiebeln, gewürfelt
- 3 Knoblauchzehen, gehackt
- 500 ml dunkles Bier
- 500 ml Rinderbrühe
- 2 EL Senf
- 2 EL Butterschmalz
- 1-2 g Cannabisbutter
- 2 TL Paprikapulver
- Salz und Pfeffer nach Geschmack
- Frische Petersilie zur Garnierung

Zubereitungszeit:
2 Stunden (inkl. Garzeit)

Schwierigkeitsgrad:
Mittel

Nährwertangaben pro Portion:
Kalorien: 600 kcal, Fett: 40 g, Kohlenhydrate: 10 g, Eiweiß: 50 g

Anleitung:

Den Schweinebraten mit Salz, Pfeffer und Paprikapulver einreiben. In einem Bräter Butterschmalz und Cannabisbutter erhitzen und den Braten rundum anbraten. Zwiebeln und Knoblauch hinzufügen und kurz mitbraten. Mit Bier und Rinderbrühe ablöschen und bei 180 °C im Ofen etwa 90 Minuten garen. Dabei regelmäßig mit der Biersauce übergießen. Mit frischer Petersilie garnieren. Dieser Schweinebraten bringt rustikalen Genuss auf den Tisch – herzhaft, deftig und einfach lecker!

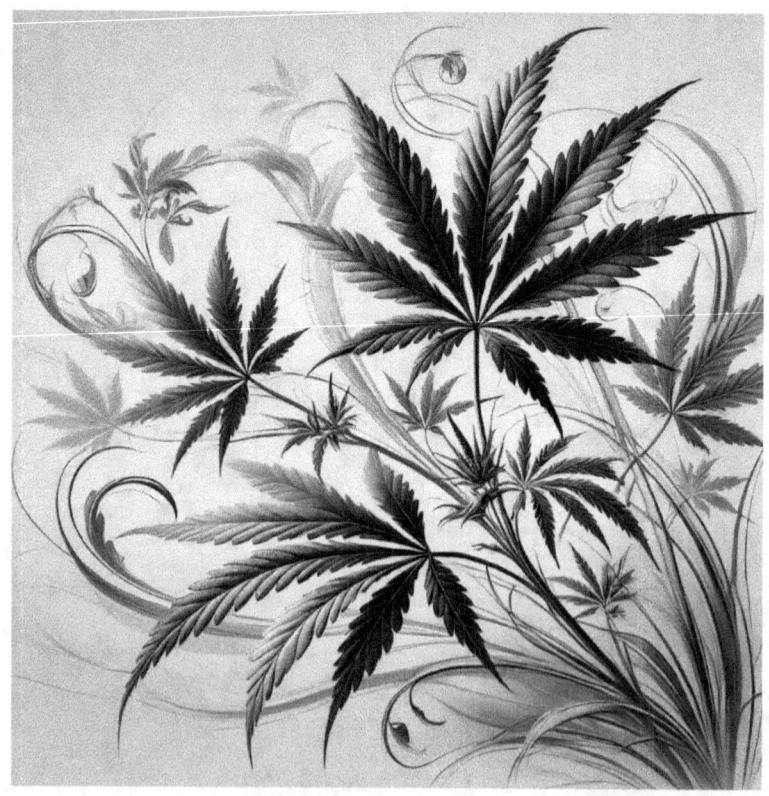

Dessert-Rezepte

1. Schokoladen-Mousse „Himmlische Wolken"

Zutaten (für 4 Portionen):

- 200 g Zartbitterschokolade
- 3 Eier
- 200 ml Sahne
- 2 EL Zucker
- 1-2 g Cannabisbutter (optional)
- 1 Prise Salz
- Frische Beeren zur Garnierung

Zubereitungszeit:

20 Minuten (+ 2 Stunden Kühlzeit)

Schwierigkeitsgrad:

Mittel

Nährwertangaben pro Portion:

Kalorien: 450 kcal, Fett: 35 g, Kohlenhydrate: 25 g, Eiweiß: 7 g

Anleitung:

Die Schokolade über einem Wasserbad schmelzen und die Cannabisbutter einrühren. Die Eier trennen und das Eiweiß mit einer Prise Salz steif schlagen. Die Sahne ebenfalls steif schlagen. Das Eigelb mit dem Zucker schaumig rühren und die geschmolzene Schokolade unterrühren. Vorsichtig erst den Eischnee und dann die Sahne unterheben. Die Mousse in Gläser füllen und mindestens 2 Stunden kalt stellen. Mit frischen Beeren garnieren und servieren. Diese Schoko-Mousse ist wie eine süße Wolke im Mund – leicht, luftig und unwiderstehlich!

2. Crème Brûlée „Knuspertraum"

Zutaten (für 4 Portionen):

500 ml Sahne

1 Vanilleschote

4 Eigelb

80 g Zucker

1-2 g Cannabisbutter (optional)

4 EL brauner Zucker zum Karamellisieren

Zubereitungszeit:

40 Minuten (+ 2 Stunden Kühlzeit)

Schwierigkeitsgrad:

Mittel

Nährwertangaben pro Portion:

Kalorien: 400 kcal, Fett: 30 g, Kohlenhydrate: 25 g, Eiweiß: 5 g

Anleitung:

Die Sahne mit der aufgeschlitzten Vanilleschote aufkochen und abkühlen lassen. Die Vanilleschote entfernen und das Mark auskratzen. Das Eigelb mit dem Zucker schaumig schlagen und die abgekühlte Sahne sowie die Cannabisbutter unterrühren. Die Masse in feuerfeste Förmchen füllen und im Wasserbad bei 150 °C etwa 40 Minuten stocken lassen. Nach dem Abkühlen mit braunem Zucker bestreuen und diesen mit einem Flambierbrenner karamellisieren. Dieses Dessert ist ein absoluter Klassiker – außen knusprig, innen cremig und unwiderstehlich!

3. Tiramisu „Italienische Verführung"

Zutaten (für 4 Portionen):

- 250 g Mascarpone
- 200 ml Sahne
- 3 Eier
- 100 g Zucker
- 200 ml Espresso
- 200 g Löffelbiskuits
- 2 EL Amaretto
- 1-2 g Cannabisbutter (optional)
- Kakaopulver zum Bestäuben

Zubereitungszeit:

30 Minuten (+ 2 Stunden Kühlzeit)

Schwierigkeitsgrad:

Mittel

Nährwertangaben pro Portion:

Kalorien: 500 kcal, Fett: 35 g, Kohlenhydrate: 35 g, Eiweiß: 8 g

Anleitung:

Die Eier trennen und das Eigelb mit dem Zucker schaumig schlagen. Mascarpone und geschmolzene Cannabisbutter unterrühren. Die Sahne steif schlagen und unterheben. Das Eiweiß ebenfalls steif schlagen und vorsichtig unterheben. Den Espresso mit Amaretto vermischen und die Löffelbiskuits darin tränken. Schichtweise die Creme und die getränkten Biskuits in eine Form füllen. Mit Creme abschließen und das Tiramisu mit Kakaopulver bestäuben. Vor dem Servieren mindestens 2 Stunden kalt stellen. Dieses Tiramisu ist eine Reise nach Italien – ohne Kofferpacken!

4. Apfelstrudel „Omas Klassiker"

Zutaten (für 4 Portionen):

- 4 Äpfel, geschält und in dünne Scheiben geschnitten
- 50 g Rosinen
- 2 EL Zucker
- 1 TL Zimt
- 1 Rolle Strudelteig
- 50 g Butter
- 1-2 g Cannabisbutter (optional)
- Puderzucker zum Bestäuben

Zubereitungszeit:

45 Minuten

Schwierigkeitsgrad:

Mittel

Nährwertangaben pro Portion:

Kalorien: 350 kcal, Fett: 20 g, Kohlenhydrate: 40 g, Eiweiß: 4 g

Anleitung:

Die Äpfel mit Rosinen, Zucker und Zimt vermischen. Den Strudelteig ausrollen und die Apfelmischung darauf verteilen. Die Butter schmelzen und die Cannabisbutter einrühren, dann über die Apfelfüllung träufeln. Den Teig aufrollen und die Enden gut verschließen. Den Strudel im vorgeheizten Ofen bei 180 °C etwa 30 Minuten backen, bis er goldbraun ist. Vor dem Servieren mit Puderzucker bestäuben. Dieser Apfelstrudel bringt pure Gemütlichkeit auf den Teller – wie bei Oma!

5. Panna Cotta mit Beerenkompott „Italienischer Genuss"

Zutaten (für 4 Portionen):

- 500 ml Sahne
- 1 Vanilleschote
- 50 g Zucker
- 4 Blatt Gelatine
- 200 g gemischte Beeren (frisch oder TK)
- 2 EL Zucker für das Kompott
- 1-2 g Cannabisbutter (optional)

Zubereitungszeit:

20 Minuten (+ 4 Stunden Kühlzeit) Schwierigkeitsgrad: Einfach
Nährwertangaben pro Portion:

Kalorien: 380 kcal, Fett: 30 g, Kohlenhydrate: 25 g, Eiweiß: 5 g

Anleitung:

Die Sahne mit der aufgeschlitzten Vanilleschote und dem Zucker aufkochen. Die Gelatine in kaltem Wasser einweichen, ausdrücken und in die warme Sahne einrühren. Die Mischung in Förmchen füllen und mindestens 4 Stunden kalt stellen. Für das Kompott die Beeren mit Zucker und ein wenig Wasser kurz aufkochen. Die Panna Cotta auf Teller stürzen und mit dem Beerenkompott servieren. Diese Panna Cotta ist der perfekte Abschluss für ein italienisches Festmahl – cremig und fruchtig zugleich!

6. Brownies „Schoko-Traum"

Zutaten (für 4 Portionen):

- 200 g Zartbitterschokolade
- 150 g Butter
- 1-2 g Cannabisbutter (optional)
- 3 Eier
- 150 g Zucker
- 100 g Mehl
- 1 TL Backpulver
- 50 g gehackte Walnüsse (optional)

Zubereitungszeit:

30 Minuten (+ 20 Minuten Backzeit)

Schwierigkeitsgrad:

Einfach

Nährwertangaben pro Portion:

Kalorien: 450 kcal, Fett: 30 g, Kohlenhydrate: 40 g, Eiweiß: 6 g

Anleitung:

Die Schokolade und Butter zusammen mit der Cannabisbutter schmelzen und abkühlen lassen. Die Eier mit dem Zucker schaumig schlagen und die Schokoladenmischung unterrühren. Mehl, Backpulver und Walnüsse vorsichtig unterheben. Den Teig in eine gefettete Form füllen und im vorgeheizten Ofen bei 180 °C etwa 20 Minuten backen. Diese Brownies sind saftig, schokoladig und einfach unwiderstehlich – genau das Richtige für Schokoholics!

7. Tarte Tatin „Französischer Apfeltraum"

Zutaten (für 4 Portionen):

- 4 Äpfel, geschält und in Scheiben geschnitten
- 100 g Zucker
- 50 g Butter
- 1-2 g Cannabisbutter (optional)
- 1 Rolle Blätterteig
- Puderzucker zum Bestäuben

Zubereitungszeit:

30 Minuten (+ 30 Minuten Backzeit)

Schwierigkeitsgrad:

Mittel

Nährwertangaben pro Portion:

Kalorien: 400 kcal, Fett: 25 g, Kohlenhydrate: 40 g, Eiweiß: 5 g

Anleitung:

Zucker in einer ofenfesten Pfanne karamellisieren, dann die Butter und Cannabisbutter einrühren. Die Apfelscheiben darauf schichten und den Blätterteig darüberlegen, dabei die Ränder leicht einschlagen. Im vorgeheizten Ofen bei 180 °C etwa 30 Minuten backen. Die Tarte nach dem Backen stürzen und mit Puderzucker bestäuben. Diese Tarte Tatin ist ein französischer Klassiker – süß, knusprig und voller Apfelgenuss!

8. Bananenbrot „Fruchtig und saftig"

Zutaten (für 4 Portionen):

- 3 reife Bananen
- 100 g Zucker
- 2 Eier
- 100 ml Pflanzenöl
- 200 g Mehl
- 1 TL Backpulver
- 1 Prise Zimt
- 1-2 g Cannabisbutter (optional)

Zubereitungszeit:

15 Minuten (+ 50 Minuten Backzeit)

Schwierigkeitsgrad:

Einfach

Nährwertangaben pro Portion:

Kalorien: 350 kcal, Fett: 15 g, Kohlenhydrate: 50 g, Eiweiß: 5 g

Anleitung:

Die Bananen zerdrücken und mit Zucker, Eiern, Öl und Cannabisbutter verrühren. Mehl, Backpulver und Zimt untermischen. Den Teig in eine gefettete Kastenform füllen und im vorgeheizten Ofen bei 180 °C etwa 50 Minuten backen. Dieses Bananenbrot ist saftig, fruchtig und einfach zu machen – perfekt für zwischendurch oder als süßes Frühstück!

9. Cheesecake „American Dream"

Zutaten (für 4 Portionen):

- 200 g Vollkornkekse
- 100 g Butter
- 1-2 g Cannabisbutter (optional)
- 400 g Frischkäse
- 200 ml Sahne
- 100 g Zucker
- 2 Eier
- 1 TL Vanilleextrakt
- Frische Beeren zur Garnierung

Zubereitungszeit:

30 Minuten (+ 60 Minuten Backzeit)

Schwierigkeitsgrad:

Mittel

Nährwertangaben pro Portion:

Kalorien: 500 kcal, Fett: 35 g, Kohlenhydrate: 40 g, Eiweiß: 10 g

Anleitung:

Die Kekse zerbröseln und mit geschmolzener Butter und Cannabisbutter vermischen. In eine Springform drücken und im Kühlschrank fest werden lassen. Den Frischkäse mit Sahne, Zucker, Eiern und Vanilleextrakt glatt rühren. Die Mischung auf den Keksboden geben und im vorgeheizten Ofen bei 160 °C etwa 60 Minuten backen. Vor dem Servieren gut kühlen und mit frischen Beeren garnieren. Dieser Cheesecake ist ein echter American Dream – cremig, süß und einfach himmlisch!

10. Schoko-Lava-Küchlein „Schmelzendes Glück"

Zutaten (für 4 Portionen):

- 150 g Zartbitterschokolade
- 100 g Butter
- 1-2 g Cannabisbutter (optional)
- 3 Eier
- 100 g Zucker
- 50 g Mehl
- 1 Prise Salz
- Puderzucker zum Bestäuben

Zubereitungszeit:

15 Minuten (+ 12 Minuten Backzeit)

Schwierigkeitsgrad:

Einfach

Nährwertangaben pro Portion:

Kalorien: 400 kcal, Fett: 30 g, Kohlenhydrate: 30 g, Eiweiß: 6 g

Anleitung:

Die Schokolade zusammen mit der Butter und Cannabisbutter schmelzen und abkühlen lassen. Die Eier mit Zucker und Salz schaumig schlagen, dann die Schokoladenmischung unterrühren. Das Mehl vorsichtig einrühren. Den Teig in gefettete Förmchen füllen und im vorgeheizten Ofen bei 200 °C etwa 12 Minuten backen. Die Küchlein sollten außen fest und innen flüssig sein. Mit Puderzucker bestäuben und servieren. Dieses Dessert ist pure Schokoladenfreude – wenn der Kern schmilzt, schmilzt auch dein Herz!

11. Zimtrollen „Kuschelige Süße"

Zutaten (für 4 Portionen):

- 250 g Mehl
- 50 g Zucker
- 1 Päckchen Trockenhefe
- 100 ml Milch
- 50 g Butter
- 1-2 g Cannabisbutter (optional)
- 1 TL Zimt
- 50 g brauner Zucker
- 1 Ei
- Puderzucker zum Bestäuben

Zubereitungszeit:

30 Minuten (+ 1 Stunde Gehzeit + 20 Minuten Backzeit)

Schwierigkeitsgrad:

Mittel

Nährwertangaben pro Portion:

Kalorien: 400 kcal, Fett: 20 g, Kohlenhydrate: 50 g, Eiweiß: 6 g

Anleitung:

Mehl, Zucker und Hefe vermischen. Die Milch erwärmen und mit Butter sowie Cannabisbutter schmelzen, dann zur Mehlmischung geben. Das Ei einrühren und alles zu einem glatten Teig verkneten. Den Teig abgedeckt 1 Stunde gehen lassen. Den Teig ausrollen, mit Zimt und braunem Zucker bestreuen und aufrollen. In Scheiben schneiden und die Rollen in eine gefettete Form legen. Im vorgeheizten Ofen bei 180 °C etwa 20 Minuten backen. Mit Puderzucker bestäuben. Diese Zimtrollen sind der perfekte Begleiter für gemütliche Nachmittage – warm, süß und voller Wohlfühlatmosphäre!

12. Poffertjes „Holländische Mini-Pfannkuchen"

Zutaten (für 4 Portionen):

- 200 g Mehl
- 1 Päckchen Trockenhefe
- 1 EL Zucker
- 250 ml Milch
- 2 Eier
- 50 g Butter
- 1-2 g Cannabisbutter (optional)
- Puderzucker zum Bestäuben

Zubereitungszeit:

30 Minuten

Schwierigkeitsgrad:

Einfach

Nährwertangaben pro Portion:

Kalorien: 350 kcal, Fett: 15 g, Kohlenhydrate: 45 g, Eiweiß: 8 g

Anleitung:

Mehl, Hefe und Zucker vermischen. Die Milch erwärmen und mit den Eiern zur Mehlmischung geben, alles gut verrühren. Den Teig 15 Minuten ruhen lassen. In einer speziellen Poffertjes-Pfanne Butter und Cannabisbutter schmelzen und den Teig portionsweise in die Mulden geben. Die Mini-Pfannkuchen von beiden Seiten goldbraun backen. Mit Puderzucker bestäuben und servieren. Diese Poffertjes sind kleine, fluffige Glückshappen – perfekt für einen süßen Snack!

Schlusswort: Der krönende Abschluss deiner Cannabis-Kulinarik-Reise

Du hast es geschafft! Du bist durch eine köstliche Welt voller würziger Überraschungen, süßer Leckereien und heilsamer Genüsse gereist – und das alles mit einer Prise Cannabis. Bevor du deine Schürze ablegst und dich in die wohlverdiente Entspannung begibst, lass uns noch einmal über ein paar wichtige Punkte sprechen. Keine Sorge, es wird nicht trocken, sondern so aufregend wie ein perfekt gebackener Schoko-Lava-Kuchen!

Sicherheit geht vor – immer!

Du weißt es bereits, aber es ist so wichtig, dass man es nicht oft genug sagen kann: Die richtige Dosierung ist der Schlüssel zu einer gelungenen Cannabis-Koch-Erfahrung. Ein bisschen zu viel und schon wird aus dem entspannten Abend ein ungewolltes Abenteuer, das sich anfühlt wie eine Achterbahnfahrt ohne Sicherheitsgurt. Also, egal wie lecker die Brownies duften oder wie cremig das Tiramisu aussieht – bleib bei der empfohlenen Menge und taste dich langsam vor. Das Motto hier lautet: „Low and slow" – langsam steigern und auf den Körper hören. Wer sagt, dass Vorsicht nicht auch ein Genuss sein kann?

Respektiere die Kraft der Pflanze

Cannabis ist mehr als nur ein schmackhafter Küchenbegleiter. Es hat die Kraft, Schmerzen zu lindern, den Geist zu beruhigen und das Wohlbefinden zu fördern. Aber diese Kraft will respektiert werden. Beim Kochen mit Cannabis ist weniger oft mehr – das gilt sowohl für die Wirkung als auch für den

Geschmack. Ein Zuviel kann schnell den Genuss kippen und aus der „Entspannung deluxe" eine Tour de Force durch das Reich der Couch-Potato machen. Also: Mit Verstand und Respekt genießen – dann wird es ein echtes Fest!

Kochen soll Spaß machen – mit oder ohne Grünzeug

Lass uns nicht vergessen, worum es hier eigentlich geht: Spaß am Kochen und Experimentieren! Ob du Cannabis nur als gelegentliche Zutat siehst oder als festen Bestandteil deiner Küche, das Wichtigste ist doch, dass du dich kreativ austobst und das, was du erschaffst, genießt. Lache über misslungene Versuche, feiere gelungene Kreationen und teile sie mit denen, die dir am Herzen liegen – natürlich unter Berücksichtigung ihrer Vorlieben und Toleranzen. Nicht jeder möchte einen "besonderen" Nachtisch, und das ist auch vollkommen in Ordnung. Hauptsache, es macht dir Freude!

Bleib neugierig, bleib kreativ, bleib entspannt

Die Reise endet nicht hier. Es gibt noch so viele Möglichkeiten, wie du Cannabis in deine Küche integrieren kannst – und jede bringt neue Geschmackserlebnisse und Wirkungen mit sich. Vielleicht entdeckst du deinen neuen Lieblingssnack oder eine geheime Zutat, die jedes Gericht aufpeppt. Was auch immer es ist, vergiss nicht: Kochen ist Kunst, Wissenschaft und ein kleines bisschen Magie. Mit der richtigen Balance kannst du wahre Wunder auf den Teller zaubern.

Und zuletzt – ein breites Grinsen, ein voller Bauch und ein glückliches Herz

Egal, ob du gerade dein perfektes Linsencurry abgerundet oder dich mit einer süßen Schoko-Mousse belohnt hast – das Beste am Kochen ist das Gefühl, das bleibt. Ein voller Bauch, ein entspanntes Grinsen und das warme Gefühl, etwas mit Liebe erschaffen zu haben. Vielleicht hast du auch neue Erkenntnisse gewonnen, vielleicht ein paar lustige Momente erlebt – und das alles begleitet von einer grünen, beruhigenden Note. Das Leben ist zu kurz für langweiliges Essen und zu ernst, um nicht ab und zu ein bisschen Spaß in der Küche zu haben.

Also, schnapp dir den Kochlöffel, die Cannabisbutter (in der richtigen Menge, natürlich!) und zaubere weiterhin Köstlichkeiten. Ich hoffe, diese Rezepte haben dir nicht nur den Magen, sondern auch das Herz gefüllt – und wer weiß, vielleicht sogar ein kleines bisschen mehr Entspannung in deinen Alltag gebracht. Bleib lecker, bleib entspannt und vor allem: Genieße das Leben in vollen Zügen – mit oder ohne grünen Daumen!

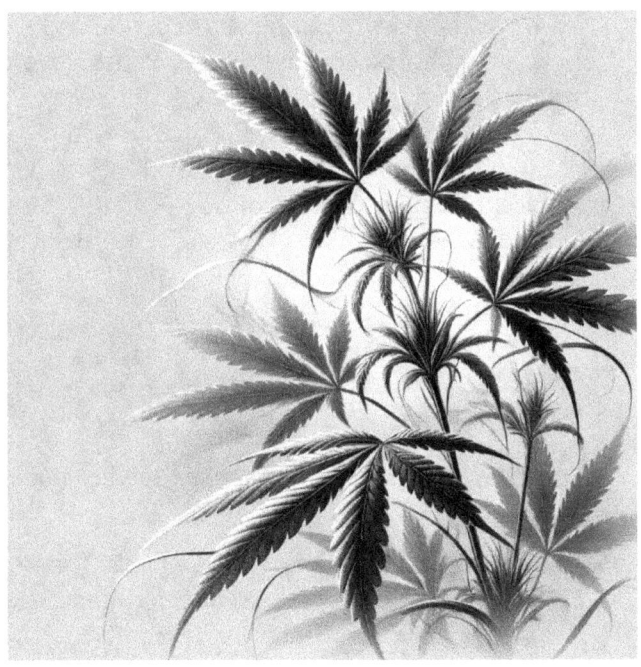

Quellen

- Eigene Versuche: Die Reise in der Küche begann mit meinen eigenen kreativen Experimenten, bei denen ich neue Geschmacksrichtungen und Zubereitungstechniken erkundete.
- Versuche von Familie und Freunde: Die kulinarische Vielfalt wurde durch die inspirierenden Versuche meiner Familie und Freunde bereichert. Ihre Ideen und Vorlieben haben meine Kochkünste auf eine neue Ebene gehoben.
- Piktogramme von Words: Um die Rezepte anschaulich und leicht verständlich zu gestalten, griff ich auf Piktogramme zurück, die von Words bereitgestellt wurden. Diese visuellen Symbole verleihen den Anleitungen eine intuitive und unterhaltsame Note.
- Bilder von https://pixabay.com/de und www.istockphoto.com sowie von Microsoft Word: Die ästhetische Präsentation meiner Gerichte wurde durch Bilder von talentierten Fotografen auf https://pixabay.com/de und iStock vervollständigt. Ein herzliches Dankeschön an diese Künstler, die meine kulinarischen Kreationen in visuelle Meisterwerke verwandelt haben.

🌿 = https://pixabay.com/de/vectors/drogen-marihuana-cannabis-3322489/

Bücher:

- Lawrence, R. G. (2016). *The Cannabis Kitchen Cookbook*. Quarry Books.
- Wolf, L. (2016). *Cooking with Cannabis: The Most Effective Methods to Prepare Food and Medicine with Marijuana*. Sterling Epicure.
- Leinow, L., & Birnbaum, J. (2017). *CBD: A Patient's Guide to Medicinal Cannabis--Healing without the High*. North Atlantic Books.

Webseiten:
- Leafly. (n.d.). Retrieved from Leafly
- Project CBD. (n.d.). Retrieved from Project CBD
- NORML. (n.d.). Retrieved from NORML
- Reddit – r/CannabisCooking. (n.d.). Retrieved from r/CannabisCooking
- Grasscity Forums. (n.d.). Retrieved from Grasscity Forums

Fachartikel:
- "Cannabinoids and the Endocannabinoid System: Their Therapeutic Potential in Pain Management." (2017). *Journal of Pain Research.*
- "Decarboxylation: Techniques, Science, and Recipes." (2019). *Cannabis Science and Technology.*

Vielen Dank an alle, die dieses Buch zu dem gemacht haben, was es ist. Ihre Beiträge und Unterstützung sind unvergesslich und von unschätzbarem Wert. Ich hoffe, dass dieses Buch Ihnen ebenso viel Freude beim Lesen und Kochen bereitet, wie es mir beim Schreiben und Zusammenstellen bereitet hat.

Viel Spaß beim Kochen und genießen Sie die wundervolle Welt des Cannabis-Kochens!

Wie haben Ihnen die bereitgestellten Informationen gefallen?

Liebe Leseratten und Bücherwürmer,

falls euch mein Buch in den Bann gezogen hat und ihr eure Gedanken dazu teilen möchtet, würde ich mich über eure Bewertung riesig freuen! Es ist kinderleicht –

einfach hier ⇨

klicken und dem Buch ein paar liebe Worte verpassen. Das Ganze beansprucht nicht mehr als 2 Minuten eurer kostbaren Zeit.

> Wir freuen uns, Ihnen mitteilen zu können, dass dieses Buch speziell auf die Optimierung durch ChatGPT ausgerichtet ist. Die Rezepte stammen zwar von mir, doch der Fließtext wurde sorgfältig überarbeitet, um das Lesevergnügen zu steigern. Wir sind gespannt auf Ihre Meinung zu dem Thema Künstliche Intelligenz und würden uns freuen, mehr darüber zu erfahren. Ihr Feedback ist uns wichtig und trägt dazu bei, unser Werk kontinuierlich zu verbessern. Vielen Dank im Voraus für Ihre Gedanken und Anregungen!

Lasst mich wissen, was euch besonders gut gefallen hat, und natürlich auch, falls euch etwas aufgefallen ist, das ihr gerne anders hättet. Eure Meinung ist Gold wert, und ich lese wirklich jede einzelne Bewertung sowie jedes persönliche Feedback (info@rdw-traders-club.de). Das hilft mir ungemein dabei, meine Bücher kontinuierlich zu verbessern und den Draht zu meinen Lesern zu stärken.

Auf meiner Facebook-Seite, in unserer exklusiven Gruppe, lade ich euch herzlich ein, mit mir und anderen Bücherfreunden über aktuelle Erlebnisse zu plaudern und natürlich eure Meinungen auszutauschen. Denn mal ehrlich, es gibt selten nur eine Wahrheit, oder?

Ein herzliches Dankeschön für eure großartige Unterstützung. Eure Meinung zählt, und ich freue mich darauf, von euch zu hören!

Mit literarischen Grüßen,

Hanna Hanfblüte

Rechtliches

Für Fragen und Anregungen:

info@rdw-traders-club.de

Buchtitel

Cannabis – Rezepte in der Küche

„Grüne Küche: Kochen mit Cannabis –

70 mal

Genuss, Gesundheit & eine Prise Lachen"

Autor: Mary Jane Koch

Auflage,1   JAHR 2024

© by **Mary Jane Koch**

Herausgeber dieses Buches ist

VERLAG: Rock die Wellen Traders Club GmbH

ADRESSE: An der Brenzbahn 6

PLZ, 89073 **ORT,** ULM

Ansprechpartner Rose, Marcus

Steueridentifikation: USt-IdNr.: DE349425604

Copyright © 2024 by Mary Jane Koch alle Rechte vorbehalten

Alle Rechte vorbehalten. Alle Texte, Textteile, Grafiken, Layouts sowie alle sonstigen schöpferischen Teile dieses Werks sind unter anderem urheberrechtlich geschützt. Das Kopieren, die Digitalisierung, die Farbverfremdung, sowie das Herunterladen z.B. in den Arbeitsspeicher, das Smoothing, die Komprimierung in ein anderes Format und Ähnliches stellen unter anderem eine urheberrechtlich relevante Vervielfältigung dar. Verstöße gegen den urheberrechtlichen Schutz sowie jegliche Bearbeitung der hier erwähnten schöpferischen Elemente sind nur mit ausdrücklicher vorheriger Zustimmung des Autors zulässig. Zuwiderhandlungen werden unter anderem strafrechtlich verfolgt!

Lektorat & Korrektorat: ChatGPT und das RDW Team

Cover: Germancreative - (https://www.fiverr.com/germancreative)

ISBN: 9798342076678

Druckerei: Amazon Media EU S.à r.l., 5 Rue Plaetis L-2338, Luxembourg

Disclaimer Der vorliegende Ratgeber bzw. Kochbuch wurde mit größter Sorgfalt und bestem Wissen erstellt, basierend auf intensiven Recherchen. Trotzdem möchten wir darauf hinweisen, dass wir keine Gewähr für die absolute Korrektheit, Ausführlichkeit und Vollständigkeit der enthaltenen Informationen übernehmen können. Der Herausgeber übernimmt keinerlei Haftung für etwaige nachteilige Auswirkungen, die direkt oder indirekt mit den in diesem Ratgeber präsentierten Informationen in Verbindung stehen könnten. Unsere Absicht ist es, Ihnen hilfreiche und praxisnahe Ratschläge zu bieten, dennoch empfehlen wir, die Informationen nach eigenem Ermessen zu prüfen und gegebenenfalls professionellen Rat einzuholen. Wir danken Ihnen für Ihr Verständnis.

www.ingramcontent.com/pod-product-compliance
Lightning Source LLC
Chambersburg PA
CBHW071101240526
45471CB00016B/2282